# 병원코디네이터가 병원을 치료한다

이 욱 현

계축문화사

# PROLOGUE

## ✎ 병원서비스는 달라야 한다

어느 모임에서 항공사승무원 출신이라는 서비스강사 한 분을 만난 적이 있었다. 필자가 병원 쪽에서 강의를 한다고 소개하자 기다렸다는 듯 병원에 적용 가능한 서비스방법에 대해 이것저것 이야기보따리를 풀어놓았다. 처음엔 좋은 기회다 싶어 귀를 기울였는데, 채 몇 분이 지나기도 전에 도저히 들어줄 수 없는 경지에 도달했다. 그녀는 병원을 찾는 고객이 누구인지, 병원과 일반산업 사이에 어떤 문화적 차이가 있는지 조차 알지 못한 채 시종일관 '항공사처럼 하라!'라고 말하고 있었다. '어떻게 이런 사람이 병원에서 서비스강의를 한단 말인가?'하는 의구심이 들 정도였다. 함께 이야기를 듣던 이들이 고개를 끄덕여주자 라운지서비스를 병원에 도입하면 엄청난 효과가 있을 것이라 힘주어 피력하기도 했다. 어이가 없었다. 병원과 다르다고 해서 항공사나 호텔의 앞선 서비스를 배우고 도입하는 것에 반대하자는 것이 아니다. 다만, 고객서비스를 계도하기 앞서 병원의 문화와 의료서비스가 갖는 특징 정도는 제대로 알고 있어야 하지 않을까? 서비스 제공차원에서 항공사와 병원을 비교하자면 비슷한 점이 많은 건 사실이다. 하지만, 공항라운지에 앉아 유럽 행 비행기를 기다리는 것과 병원대기실에서 수술을 기다리는 마음이 어찌 같을 수 있겠냐 말이다.

대한민국 의료시장은 어느새 서비스라는 말을 빼고는 경영을 논할 수 없을 만큼 고객만족을 추구하는 시대로 접어들고 있다. 다른 산업에 비해 늦은 감이 있지만 이제라도 고객이 원하는 것이 무엇인지, 어떤 방법으로 고객을 만족시켜야 할지에 대해 관심을 갖게 된 건 실로 다행이 아닐 수 없다. 하지만, 병이라는 커다란

짐을 짊어지고 병원을 찾는 이들을 일반서비스업에서 말하는 고객과 동일시 해서는 곤란하다. 환하게 웃으며 병원 문턱을 넘는 사람을 본적이 있는가? 환자라는 이름의 고객은 스스로를 약자라고 여기며 보호받기를 원한다. 겉으로는 의료진의 의도에 잘 따르는 듯 보이지만 그들은 항상 외롭고 또 서럽다. 고객이 다르면 당연히 서비스도 달라야 한다.

이 책은 병원서비스가 무엇인지, 서비스제공자가 갖춰야 할 마인드와 의료현장에 어떻게 적용해야 할지를 여러 사례를 통해 알려줄 것이다. 책을 덮을 때쯤 여러분이 서비스의 달인으로 변신해있으라 생각하지 않는다. 의료서비스를 처음 접하는 이들에게는 병원의 문화를 배우고, 이미 병원에서 일해오던 사람들에게는 자기반성과 더불어 의료계에 불고 있는 새로운 패러다임을 한 수 배워 고객에게 한 발짝 더 다가설 수 있는 발판이 되길 바랄 뿐이다.

## ✎ 왜 책을 썼나?

일전에 대학생들을 대상으로 하는 특강을 맡은 적이 있었다. 어느 수준에서 교안을 작성해야 하나 고민하던 중에 인터넷에서 보건관련학과 대학생들이 작성한 병원코디네이터에 대한 리포트 몇 개를 다운받아 보았다. 충격 이였다. 대부분의 학생들은 예전에 필자가 인터넷 등에 올려놓은 자료를 짜깁기해 리포트를 만들어 내고 있었다. 생각해보니 그럴 만도 했다. 이미 개원 필수요소로 자리 잡고 있다지만, 한국표준 직업분류코드에 아직 '병원코디네이터'라는 직업이 없지 않은가? 대한 병원코디네이터 협회가 직무분석결과를 내놓기 전엔 직업정의조차 연구한 자료가 전무했고, 시중에 병원코디네이터관련 서적이 몇 권 나와있긴 하지만 대학이나 학원교재로 쓰기 위한 딱딱하기 그지없거나 처음 출간된 책의 편집 정도의 수준 이였다. 인터넷에서 자료를 탐색하길 좋아하는 대학생들에겐 필자를 비롯한 인터넷 논객들의 글 외에는 딱히 인용할 자료가 없었을 것이다.

2007년 대한병원코디네이터협회에서 병원코디네이터 직무분석 자료를 공개하면서 책을 써보면 어떨까 하는 마음이 서서히 싹트기 시작했다. 컨설팅현장과 교육현장에서 사용했던 자료를 모으고 편집하다 보니 어느 새 책 한 권 분량이 되었다. 단 한 번도

글짓기 상을 받아본 적이 없을 정도로 글재주와는 거리가 먼 필자에게 이 책은 도전과 용기 그 자체였다. 다만, 아카데미와 병원현장교육을 목소리를 그대로 담으려 애썼을 뿐이다.

## ✎ 병원코디네이터는 병원의 미래다

병원코디네이터는 권위주의를 타파하고, 고객의 목소리에 귀를 기울이는 대 고객응대 요원이다. 훌륭한 코디네이터가 되기 위해선 무엇보다 병증에 관한 지식과 더불어 환자의 심리상태에 따른 맞춤응대를 할 수 있어야 한다. 나아가 고객의 입장이 되어 육신의 상처뿐만 아니라 그들이 느끼는 심리적 불안감과 마음의 상처까지도 감싸 안을 수 있어야 한다.

수 억 원짜리 광고보다 당신의 따뜻한 말 한 마디에 감동하고 만족을 느끼는 이들이 바로 환자라는 이름의 고객임을, 또한 병원성공의 열쇠가 이 책을 펼쳐 든 당신의 손에 있음을 명심하자.

*2009년 가을의 길목에서*

*저자 이 욱 헌*

대한병원코디네이터협회 전신철회장님과 손병남사무국장님을 비롯한 협회관계자 여러분과 주변 조언자들의 도움이 없이는 결코 이 책은 출판되지 못했을 것이다. 보잘것없는 글을 한 권의 책으로 출판되게 도와주신 경북전문대학 유형식교수님과 서원식학과장님을 비롯한 경원대학교 의료경영학과 은사님들, 계축문화사 사장님과 아카데미를 끌어주고 계시는 최지혜강사님을 비롯한 여러 강사님들과 배효은부원장님, 필요한 자료를 꼼꼼히 챙겨준 박정연실장과 신광식주임에게 지면을 통해서나마 감사의 마음을 전한다.

그리고, 못난 자식을 위해 이 시간에도 기도하고 계실 어머님과 의료서비스가 나아가야 할 방향을 일깨워준 조카 성원이에게 이 책을 바친다.

# 추 천 사

요즘 어디가나 어렵다고들 이야기합니다. 미국에서 시작되어 전 세계적으로 불어 닥친 금융위기로 의료계를 비롯해 사회 전반적으로 어렵지 않은 분야가 없습니다. 그러나 꿈이 없는 사람에게는 파도만 보여서 힘들지만 꿈이 있는 사람에겐 파도너머 가야할 도시가 보인다는 어느 광고 카피처럼 아무리 어려워도 우리에게 꿈이 있기에 모든 어려움을 극복하리라 믿습니다.

우리 의료계에 펼쳐진 파도 저편에 꿈이 있다면 병원코디네이터가 아닐까 싶습니다. 선진국의 병원을 벤치마킹하여 치과에서 처음으로 도입하여 시작된 병원코디네이터제도는 IMF와 의약분업을 비롯한 큰 변화의 소용돌이를 거치면서 짧은 시간 에 의료기관의 필수 요원으로 자리를 잡아가고 있습니다. 병원코디네이터 제도가 도입된 지 어느새 십 수 년이 흘렀지만 열악한 의료환경과 치열한 경쟁 속에서 병원코디네이터의 필요성은 더욱 증대되고 있습니다.

과거에 병원이 불친절의 대명사가 되었던 때가 있었습니다. 그러나 이제는 과거의 그러한 병원의 이미지가 완전히 바뀌었을 뿐만 아니라 오히려 일반 사회와 기업체에서 병원의 의료서비스를 벤치마킹해 가는 곳도 있을 정도로 의료서비스의 질과 개념이 진일보하게 되었습니다. 이러한 병원 의료서비스의 변화와 발전의 저변에는 병원코디네이터들의 활약이 컸음을 부인할 수 없는 사실입니다.

어느새 대학들도 앞 다투어 병원코디네이터 학과와 교육과정을 개설하고 있고, 전문교육기관도 지속적으로 늘어나 연간 수천 명의 병원코디네이터들이 배출되고 있습니다. 하지만 아쉽게도 병원코디네이터를 위한 교육환경과 저서들은 많이 부족합니다. 일반적으로 병원코디네이터들이 자신의 발전을 위한 기회를 갖기도 쉽지 않고 읽을 만한 저서도 많지는 않은 것 같습니다. 다행히 몇 권의 이론서가 나오긴 했지만 일반인들이 읽기엔 딱딱하고 코디네이터들도 당장 현장에서 응용하기가 쉽지는 않은 것 같습니다.

이런 때에 이욱헌 원장께서 시의적절하게 병원코디네이터를 위한 좋은 책을 출판하게 되어 감사한 마음입니다. 책의 내용이 딱딱하지 않고 재미있을 뿐만 아니라 의학전문용어가 아닌 일상 언어로 이야기하듯 풀어나가고 있어서 병원 경험이 없는 이들에게도 도움이 많이 될 듯합니다. 의료 현장에서 실제 일어나고 있는 풍부한 사례와 기업의 경영사례를 접목시켜 이해를 도운 것과 중간 중간에 지루하지 않게 편집한 것도 새로웠고, 무엇보다 이욱헌원장님의 환자들을 세심하게 배려하는 마음과 코디네이터들을 사랑하는 마음이 읽혀져 좋았습니다.

병원코디네이터가 무었을 하는 직종인지 알고 싶고 호기심이 있는 일반인들 뿐 아니라 좀 더 나은 병원코디네이터가 되고자 갈망하고 추구하는 모든 이들에게 좋은 길잡이가 되어줄 것을 믿어 의심치 않으면서 일독을 권합니다.

글을 읽는 모든 분들에게 행운이 가득하시길 기원 드립니다.

**대한병원코디네이터협회장**

**전 신 철**

# CONTENTS

1

# chapter. 1

# 병원코디네이터가 병원을 치료한다

급변하는 의료사회, 부각되는 고객서비스

병원코디네이터 어디서 왔을까?

병원코디네이터가 하는 일

병원코디네이터의 분류와 역할

의료서비스전문가로 우뚝 서라

쉬어가는 터 – 한국최초의 병원

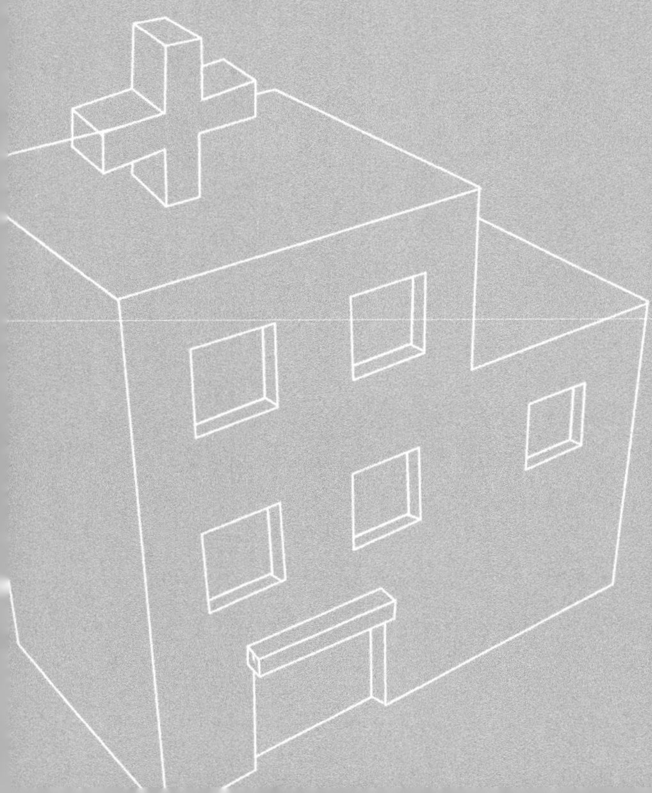

# 급변하는 의료사회, 부각되는 고객서비스

의료기관의 두 배수 증가, 의약분업, 포괄수가제, 의약품실거래가상환제도, 영리법인 병원허용논의, 의료시장개방…….

최근 몇 년간 의료계에 몰아친 변화는 100년 의료역사의 반전드라마를 예고하고 있다.

문만 열면 환자들이 몰려올 것이라는, 오늘 왔던 환자가 내일 또 오게 될 것이라는 법칙이 하나 둘 무너지면서 개원가는 어느새 변방으로 내몰리고 있다. 공급과잉과 뒤 이은 경쟁은 자연스레 환자들에게 칼자루를 쥐어줬고, 의료계는 뒤 늦게 권위라는 백년 묵은 두꺼운 옷을 벗어 던지고 고객중심의 병원으로 거듭나기 위해 사력을 다하고 있다.

병원코디네이터와 고객서비스에 대해 알아보기 앞서 의료계에 어떤 새로운 바람이 불고 있는지, 의료시장의 변화와 고객서비스 사이에 어떤 상관관계가 있는지 살펴보자.

## 1. 의료기관의 공급초과

적당히 불친절해도, 은근슬쩍 잘못을 덮어도 내 병을 치료해주는 고마운 곳이니 하는 믿음으로 무슨 말이든 잘 들어주고 따라주는 환자라는 이름의 사람들이 있었다. 병원은 권위의 상징이었고 의사와 결혼하려면 열쇠 몇 개는 쥐어줘야 한다는 이야기가 공공연하게 나돌 정도로 반세기 남짓 개원가는 황금기를 누려왔다. 그러나 지금은 어떠한가? 작금의 의료시장을 한마디로 요약하면 '빅뱅'이요, '쓰나미'다.

보험 수혜자가 늘어났으니 수용할 병원이 늘어나는 것은 당연한 이치일지 모른다. 문제는 개원열풍이 데드라인을 넘어선 현재까지도 계속 상승곡선을 그리고 있다는 것이다.

1989년 전국민의료보험이 시작된 이래 해마다 3천명이 넘는 전문의들이 꾸준히 개원가로 향하고 있다. 보험 수혜자가 늘어났으니 수용할 병원이 늘어나는 것은 당연한 이치일지 모른다. 문제는 개원열풍이 데드라인을 넘어선 현재까지도 계속 상승곡선을 그리고 있다는 것이다. 불과 십 년 새 두 배수를 찍었을 만큼 끝없이 밀려오는 개원러시는 한정된 공간 속에 수많은 병 의원을 밀어 넣고 있다. 덕분에 전에 없던 주도권싸움이 생겨났고 IMF와 의약분업의 문턱을 넘지 못한 병 의원들이 하나 둘 백기를 들기 시작했다. 살아남은 병원들 역시 좋은 입지, 첨단시설, 최신경영 도입 등 다양한 전략들로 성공을 향한 퍼즐 맞추기에 나서고 있지만 살얼음판 한 가운데 놓여있기는 마찬가지다.

병원 경영자들은 현 보건제도의 문제점을 꼬집으며 진료수가 현실화와 보험료인상을 강도 높게 요구하고 있다. 하지만 시장을 자세히 들여다 보면 잘 되는 병원은 얼마든지 있다. 제2의 IMF라는 말이 무색할 정도로 인산인해를 이루는 병원이 있는가 하면, 프랜차이즈를 늘려가며 브랜드파워를 거침없이 키워나가는 병원도 있다. 특화클리닉으로 새로운 교두보를 열고 있는 병원들을 보고 있노라면 지금이 불황인가 하는 생각마저 든다. 냉정히 말하면 전체의 빈곤이라기보다 양극화다. 성공한 이들의 손에는 어떤 무기가 들려있기에 어렵다는 이 시기에 승승장구를 만끽하고 있는 것일까? 쉽사리 흉내 낼 수 없는 전략, 전술이 숨어있겠지만 무엇보다 고객중심서비스라는 마지막 퍼즐을 빼놓고는 그림을 완성할 수 없었을 것이다.

다윗과 골리앗의 싸움으로 회자되는 이마트의 월마트 인수사건을 통해 같은 공급초과시대에 고객서비스가 얼마나 중요한 맹점인지, 왜 마지막 퍼즐일수 밖에 없는지 살펴보자.

1993년 대형할인마트라는 새로운 포문을 열며 동네시장의 공룡으로 급부상한 이마트는 경쟁자 없는 시장에서 승승장구를 거듭해 왔다. 거침없이 점포를 늘려가며 위용을 과시하다 90년대 말 개점 후 최대의 고비를 맞는다. 월마트, 카르푸, 코스트코와 같은 외국 유명 대형마트들이 국내시장에 출사표를 던지기 시작한 것이다. 전 세계 4천 개가 넘는 매장을 거느리며 자력으로 인공위성까지 쏘아 올린 바 있는 재력의 상징 월마트와 힘으로 경쟁하였다면 어떤 결과가 초래되었을까? 우리는 지금 이마트를 볼 수 없었을 지도 모른다. 그러나 이마트는 힘의 논리보다는 고객에게 해답을 찾으려고 노력하였다. 신세계백화점의 노하우를 한껏 살려 창고와 다를 바 없던 시멘트 벽 그대로였던 매장 내부를 깔끔한 인테리어로 단장 하고 키 높이를 훌쩍 넘겼던 매대 역시 1.2미터로 끌어내리는 등 백화점에 버금가는 세련되고 밝은 매장을 선보였다. 창고형마트라는 이미지를 과감히 벗어 던지려 노력한 결과다. 재래식 장바구니 문화에 익숙해있던 주부들의 성향에 맞춰 지하에 신선매장을 열고 왁자지껄한 장터문화를 살려내는 한편 엄격한 품질관리, 최저가보상제, 문화공간으로써의 기능을 더해가며 고객의 발걸음을 이끌었다. 우려와는 달리 이마트는 넘어지지 않았다. 오히려 100개 이상의 점포를 오픈하며 대형마트 선두자리를 굳건히 지켜냈다.

2006년 봄, 세계 어느 곳에서도 패해본 적이 없다는 불패의 상징 월마트가 마침내 한국의 토종 마트인 이마트에 백기를 든다. 16개에 달하는 월마트 매장은 이내 이마트간판으로 교체되었고, 이 장면은 외신을 통해 대서특필 되었다.

의료서비스는 고학력 지식인들조차도 선 듯 이해하기 힘든 전문기술을 통해 제공되기 때문에 고객입장에서 서비스의 질을 가늠하고 평가하는 것은 매우 어려운 일이다. 따라서 고객은 어려운 의술보다는 눈으로 확인하고 몸으로 느낀 요소로 서비스를 평가하려는 경향이 있다. 어떤 주사제를 사용했는지, 치료기가 무엇이었는지 보다 직원들이 나를 어떻게 맞아주었으며 담당의사의 태도가 어떠했는지를 통해서 의료서비스의 질을 가늠한다는 이야기다.

최고의 경쟁력은 두말할 것 없이 고객중심의 문화와 고객을 향한 서비스다.

## 2. 웰빙트랜드, 인터넷의 발달

어느 날 저녁, 취업 나간 지 며칠 안 된 학생으로부터 전화 한 통이 걸려왔다. 전화가 연결되자 초보코디네이터는 풀이 죽은 목소리로 검사실에서 있었던 사건에 대해 넋두리를 늘어놓았다. 늦은 시간 비만클리닉을 받기 위해 내원한 여성고객이 있었다고 한다. 상담을 마친 후 체성분을 측정하기 위해 양말을 벗고 체지방 분석기에 올라서길 권했더니 기기를 이리저리 살피고는 의아한 표정으로 코디네이터에게 물었다고 한다.

"이 체성분 검사기는 B사에서 나온 I계열 기기가 아닌가 봐요? 모양새가 좀 이상하군요. 제가 알기로는 미국FDA 승인을 얻은 유일한 제품이라던데, 재연성에는 문제가 없나요? 인피던스법으로 측정하려면 4전극 8터치 법을 사용해야 한다는데 이 장비는……."

자신도 모르는 전문용어를 난발하는 고객 앞에서 코디네이터는 순간 자리에 주저앉고 싶었다고 한다. 조심스럽게 무슨 일을 하느냐고 물었더니 의료와는 전혀 관계가 없는 일반사무직에 종사한다고 답했다는데,

"그런데 어떻게 이런 걸 다 아세요?"

"인터넷에 다 나와요. 네이버 지식인에서 검색해보니까 금방 나오던데요 뭘."

"……."

코디네이터가 몸담고 있는 병원은 비만클리닉 전문 의원이다. 개원 초 의료기기를 들여놓으면서 원장에게 작은 고민이 있었다고 한다. 비만클리닉의 필수 장비인 체성분분석기를 고르는 일이었다. 처음에는 여성고객이 말한 제품을 들여놓으려 하였으나 병원뿐만 아니라 헬스장에서 까지 쉽게 볼 수 있는 제품인지라 고심 끝에 신비감도 줄 겸 저가이면서 모양새가 화려한 기기를 선택했다. 당시 원장에게 '나도 잘 모르는데 환자가 어찌 알겠는가?' 하는 얄팍한 마음 씀씀이가 있었는지는 모르겠지만 위의 경우 본인이 맡고 있는 기기에 대한 지식이 부족한 코디네이터에게 그 책임이 있다.

인터넷의 보급과 커뮤니티의 발달은 소비자의 정보습득능력과 더불어 의학지식까지 한 단계 업그레이드시켜 놓았다. 의학정보만 전문적으로 제공하는 사이트가 생겨났는가 하면 포털사이트를 중심으로 전문의들에게 직접 상담 받을 수 있는 서비스를 앞 다투어 도입하고 있다. 마음만 먹으면 언제 어디서든 의학정보를 손쉽게 얻을 수 있는 시대가 열린 것이다. 이러한 시대에 무슨 말이든 잘 듣고 따라주던 과거의 환자를 기대했다가는 상담에서부터 낭패를 보기 십상이다.

인터넷의 보급과 커뮤니티의 발달은 소비자의 정보습득능력과 더불어 의학지식까지 한 단계 업그레이드시켜 놓았다.

정보화시대의 똑똑한 고객을 맞이하기 위해선 먼저 응대자가 공부를 많이 해야 한다. 진료과목에 대한 지식습득은 물론이고 기기가 도입되면 스위치를 껐다 켰다 하는 것뿐만 아니라 어떤 원리로 작동되고 임상에 어떤 효과가 있는지, 주의사항 및 부작용까지 세세하게 숙지하고 있어야 한다. 경우에 따라서는 경쟁기기에 대한 스펙까지 알아볼 필요도 있다.

예전에는 병원에서 주사를 안 놔주면 "왜?"라고 묻는 사람들이 많았다. 병원에 가면 뭔지 몰라도 주사를 한방 맞고 와야 된다는 선입견이 있었던 터다. 그러나 요즘은 주사를 맞자고 하면 스트로이드제가 첨가되었냐고 묻는 사람들이 있다. 처방을 내어주면 약국에서 일일이 성분을 확인하는 사람들도 생각보다 많다. 병원을 의심해서일까? 건강에 대한 지식과 관심이 높아졌기 때문이다.

## 3. 고령화 사회 진입

유엔이 정한 고령화사회분류에 따르면 노인인구비율이 9.5%로 대한민국은 이미 고령화 사회를 달리고 있다. 평균수명도 1960년 57.7세에서 2006년 82.7세(여성, 통계청자료)로 반세기 동안 무려 24세 이상 늘었다. 머지않아 90세를 육박할 것이라는 전망이 나오는 걸 보면 '1인 1노인 부양시대'도 그리 먼 미래 이야기는 아닌 듯싶다.

무엇이 대한민국을 초 고령화 사회로 몰고 가는 것일까? 진료시설의 증가, 전국민의료보험 달성, 출산율저하 등 다양한 요인이 있겠지만, 가장 큰 요인은 단연 의료기술의 발달일 것이다. 현대의학은 알 수 없는 병으로 사망하는 것을 허락하지 않을 정도로 지난 반세기 동안 실로 엄청난 발전을 일궈냈다. 줄기세포를 이용한 동물복제가 성공하고 유전자지도의 비밀도 하나 둘 벗겨지고 있으니 어쩌면 금세기 안에 질병 없는 사회를 맞이하게 될지도 모를 일이다.

그런데, 고령화와 고객서비스 사이에 어떤 관계가 있을까? 매우 밀접한 관계가 있다. 노인성 질환은 단번에 치유가 힘들다는 공통점을 지니고 있다. 복잡한 검사나 큰 수술 보다는 물리치료나 투약과 같이 관리차원에서 병원을 찾는 경우가 더 많다. 골다공증을 예로 들어보자. 골다공증은 뼈의 노화가 원인으로 거친 뼈 속에 작은 구멍이 많이 생겨 골절되기 쉬운 상태를 말하는 데, 갱년기 이후에 자주 나타나는 대표적인 퇴행질환 중 하나다. 골밀도검사기의 보급률이 높아짐에 따라 동네 의원에만 가도 질병의 진행상황을 쉽게 확인 할 수 있는 시대가 열렸지만, 아쉽게도 아직 치료법이 없다. 약물치료가 있긴 하지만 효과가 미비하고 그나마 가장 적극적인 대비책은 평소 칼슘을 많이 복용하고 골절이 생기지 않도록 생활에서 주의 하는 것뿐이다.

노화와 함께 찾아와 평생 꼬리표처럼 따라다니는 질병이 어디 골다공증뿐이겠는가? 관절염, 당뇨, 난청, 백내장, 치매……. 나이 수만큼이나 찾아오는 병들도 많다. 평균수명이 60세가 채 안 되던 40년 전이나 80세를 훌쩍 넘긴 지금이나 갱년기를 지나면 몸의 퇴행속도는 빨라지고 질병에 노출될 확률도 높아진다. 늘어난 수명만큼 유병 기간(질병을 안고 살아가는 기간)도 늘기 마련이다. 현재 우리나라 사람들의 평균수명과 건강수명(질병이 없는 상태의 수명)의 차이가 무려 11년에 이른다고 하니 장수세상이 열렸다고 쾌재를 부르고 있을 일만은 아니다.

노화와 함께 찾아와 평생 꼬리표처럼 따라다니는 질병이 어디 골다공증뿐이겠는가? 관절염, 당뇨, 난청, 백내장, 치매…….

장기간 혹은 눈감는 날까지 병원의 문턱을 넘어야 하는 노인들에게 병원선택기준은 무엇일까? 의사의 프로필? 인테리어? 병원의 규모? 노인들은 이런 보여지는 요소보다는 내 집처럼 마음이 편안한 곳을 선호한다. 자신을 인격체로 존중해주고, 친절하고, 가족에게 간호를 받고 있다는 생각이 들 정도로 따뜻한 병원에 노인들이 모인다.

장기간 혹은 눈감는 날까지 병원의 문턱을 넘어야 하는 노인들에게 병원선택기준은 무엇일까? 의사의 프로필? 인테리어? 병원의 규모?

생활의 일부로써의 병원, 그것이 바로 고령화와 고객서비스의 상관관계다.

미주왈 고주왈

## 노인은 가난하다?

2007년 영국 옥스퍼드 대학이 실시한 '은퇴의 미래' 설문조사 결과에 따르면 우리나라 60대 노년층 10명 가운데 8명은 은퇴 후에도 가족을 경제적으로 지원하고 있는 것으로 조사됐다. 전 세계 평균 부양률이 60대 38%와 70대 30%인 반면 우리나라의 경우 급격한 고령화로 인해 60대 83%와 70대 64%로 다른 나라보다 배 이상 높다고 한다.

나이가 들수록 경제활동 참여가 어렵다고 입을 모으지만 부양률을 보여주듯 노인들의 손지갑 속엔 여전히 엄청난 소비력이 숨어 있다.

# 병원코디네이터 어디서 왔을까?

병원코디네이터는 1994년 예치과 개원당시 컨설팅을 맡았던 싱가포르의 Tay & Partners Group이 외국의 병원경영 사례를 벤치마킹하면서 국내에 도입한 신종 의료직이다. 1997년 정보통신정책연구원이 선정한 신지식인에 이름을 올리면서 역할이 세상에 알려지기 시작했고 IMF와 의약분업 등 의료대란을 거치면서 고객서비스가 부각되면서 치과, 성형외과, 피부과 등 비보험 진료가 많은 1차 의료기관을 중심으로 기용하기 시작했다. 2000년대에 접어들면서 병원코디네이터의 수요가 크게 증가하자 병원코디네이터의 직무표준화와 교육과정정립을 목적으로 대학, 의료계, 병원코디네이터교육기관 등이 연합하여 대한병원코디네이터협회가 창립되었다. 이 후 병원코디네이터의 직무분석이 이루어졌고 소정의 자격검정을 통해 병원코디네이터를 배출하고 있다. 현재에는 데스크를 벗어나 진료상담과 환자관리, 고객접점관리, 병원마케팅과 경영지원 등 업무영역을 넓혀가며 개원가의 필수요원으로 자리매김하고 있다.

진료상담과 환자관리, 고객접점관리, 병원마케팅과 경영지원 등 업무영역을 넓혀가며 개원가의 필수요원으로 자리매김하고 있다.

2007년 3월 '대한병원코디네이터협회'는 직무분석을 통해 병원코디네이터의 직업적 정의를 *'병원에서 고객(환자, 원장, 직원)의*

*가치 창출을 위하여 고객응대서비스, 진료지원, 고객 상담, 고객관리, 의료기관 조직 및 재무관리, 의료서비스 기획 및 마케팅 그리고 의료기관 이미지 관리 업무와 관련된 분야에서 의료서비스를 제공하는 전문가'*로 정의한 바 있다. *'코디네이터(Coordinator)'*를 사전에서 찾아보면 *'조정자, 동격으로 하는 사람, 진행자'* 등으로 표현하고 있다. 이 두 가지 의미를 조합해보면 환자와 병원, 부서와 부서를 연결하는 매개 역할과 더불어 병원경영 전반에 걸친 다양한 업무를 진행하는 요원임을 알 수 있다. 하지만 병원코디네이터의 정의를 내리기엔 아직 이른 것 같다. 시간이 갈수록 코디네이터의 활동영역이 넓혀지고 있기 때문이다. 초기 리셉션을 주 업무로 하였으나, 현재 IT코디네이터나 마케팅전문코디네이터가 활동하고 있듯이 의료시장의 흐름에 맞춘 다양하고 새로운 업무가 코디네이터에게 주어지게 될 것이다.

하지만 병원코디네이터의 정의를 내리기엔 아직 이른 것 같다. 시간이 갈수록 코디네이터의 활동영역이 넓혀지고 있기 때문이다.

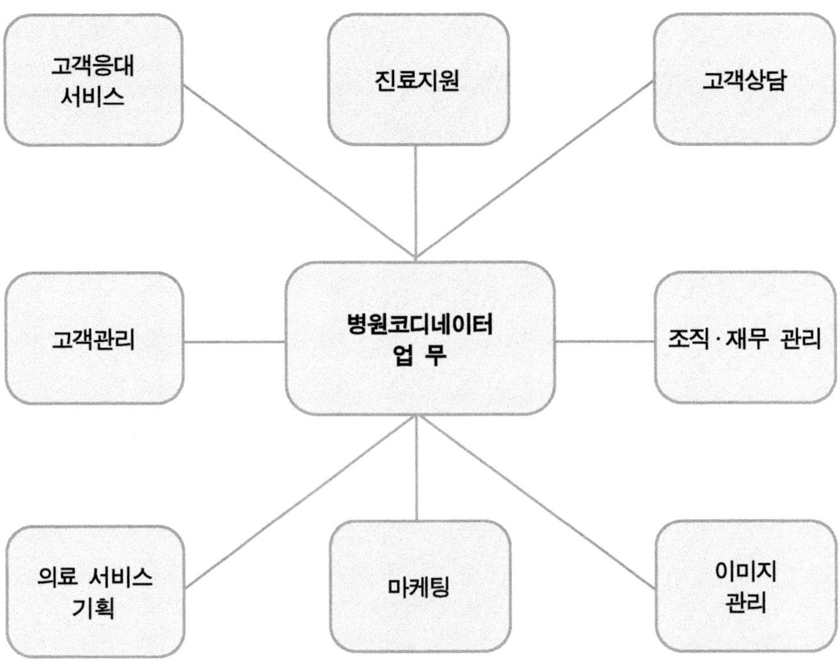

# 병원코디네이터가 하는 일

## 1. 서비스리더

병원코디네이터는 고객에게 고품질의 서비스를 제공하고 대가로 만족을 이끌어내는 요원이다. 하지만, 몸과 마음이 불편한 고객을 상대로 만족할만한 서비스를 제공한다는 것이 생각처럼 쉬운 일은 아니다. 고객에게 만족이라는 점수를 받으려면 전천후 서비스리더가 되어야 한다. 고객을 맞이하는 것에서부터 진료상담과 접수, 이동, 수납, 배웅에 이르기까지 병원에 머무는 내내 편하게 진료를 받을 수 있도록 도움을 줄 수 있어야 하며, 병원의 이미지대변자로서 매너와 에티켓 등 기본소양도 갖추어야 한다. 무엇보다 약자를 배려하는 따뜻한 마음과 언제라도 바로 실천으로 옮길 수 있도록 준비가 되어있어야 한다.

언제라도 바로 실천으로 옮길 수 있도록 준비가 되어있어야 한다.

## 2. 진료상담

진료상담이란 병원에서 고객인 환자와 그의 상태 및 진료계획을 가지고 대화하는 모든 과정을 말한다.(2007. 병원코디네이터 자격수험서, 대한병원코디네이터협회)

진료상담을 통해 얻을 수 있는 효익은 다음과 같다. 첫째, 진료에 도움이 되는 정보를 획득하여 진료계획을 수립함으로써 양질의 의료서비스를 제공할 수 있다. 둘째, 커뮤니케이션을 통해 고객의 의견을 수렴하고 고객과의 유대를 돈독히 할 수 있다. 셋째, 고객의 욕구를 파악하고 진료 참여를 유도함으로써 병원의 수익을 증대시킨다.

진료상담의 궁극적인 목표는 고객이 빨리 회복할 수 있도록 도움을 주는 것이다.

진료상담의 궁극적인 목표는 고객이 빨리 회복할 수 있도록 도움을 주는 것이다. 훌륭한 상담자가 되려면 고객응대뿐만 아니라 진료과정과 병원상황에 대해서도 속속들이 알고 있어야 한다. 근무경력이나 임상경험이 충분치 않다면 학습을 통해 극복해야 한다.

## 3. 진료지원

병원코디네이터라고 하면 의래 정장을 말끔하게 차려 입고 상냥하게 인사하는 모습이나 상담실에 곱상하게 앉아 있는 장면을 먼저 떠올리기 마련이다. 하지만 실제 병 의원에 가보면 간호진과 같은 가운에 명찰만 달리하는 경우도 많다. 필요 시 진료지원을 나서야 하기 때문이다. 병원코디네이터는 고객응대뿐만 아니라 진료시설관리나 의무기록관리, 보험청구와 같은 원무를 겸하기도 하고 간호사나 간호조무사, 의료기사출신일 경우 직접 진료에 참여하기도 한다.

학생상담을 하다 보면 병원코디네이터가 상담실에 앉아서 고객과 담소나 나누는 우아한 직업인줄로 착각하는 이들을 종종 만나게 된다. 겉으로는 우아한 자태를 뽐내지만 물 밑에서 쉼 없이 갈퀴를 젓고 있는 백조처럼 병원코디네이터의 업무도 보이지 않는 부분이 더 많음을 기억하자.

## 4. 성공경영의 파트너(의료서비스기획, 의료서비스마케팅)

다소의 차이는 있으나 병원코디네이터는 병원의 경영관리 및 마케팅에 참여하기도 한다. 마케팅을 기획하고 각종통계자료를 분석하여 의사결정에 필요한 정보 제공하며, 인사관리, 물자관리, 원무관리 등을 맡아 경영파트너 역할을 수행하기도 한다. 경우에 따라 홈페이지나 카페와 같은 인터넷서비스관리를 맡기도 한다.

**〈병원코디네이터의 병원경영관리〉**

| | |
|---|---|
| 인사관리 | 직원선발, 업무분배, 근무시간조정 |
| 물자관리 | 의료소모품 재고파악, 주문, 의료기기, AS, 거래처관리 |
| 원무관리 | 입출금관리, 보험청구, 미수금관리, 의무기록관리 |
| 통계관리 | 예약통계(방식, 이행, 부도), 내원환자통계(수진형태별, 질병 별), 수입통계 |
| 웹서비스관리 | 홈페이지관리, 게시판, 포토, UCC관리 |
| 예약관리 | 창구예약, 전화예약, 인터넷예약, 예약 일시 배정, 의사 별 스케줄조율 |

미주왈 고주왈

## 의사결정도구?

병원장이 중간간부와 코디네이터를 모아 회의를 주선했다. 안건은 여름철 맞이 피부클리닉에 대한 마케팅방안. 일주일 전에 안건을 미리 알려주고 회의 때 한 사람씩 의견을 발표하도록 했다. 두 명의 코디네이터가 각각 의견을 개진했는데…….

### ✱ 코디네이터 A

"경기도 어렵고, 7, 8월이라 해 봤자 장마 빼고 태풍 빼고 나면 실질적으로 썬텐이나 피부관리 고객이 많지 않을 것 같습니다. 오히려 예산과 일만 늘지 않을까 걱정입니다. 이런 시점에 꼭 비용과 인력을 낭비하면서까지 마케팅을 할 필요가 있을까 하는 생각이 듭니다.

### ✱ 코디네이터 B

"경기가 어려운 건 사실입니다. 하지만, 마케팅을 기획함에 있어 전체적인 경기동향보다는 내부환경이나 우리 병원을 찾는 고객의 흐름을 파악하는 게 더 현실감이 있다고 생각합니다. 지난 몇 년 간 여름철 환자 추이를 살펴보았는데, 올해 분명 환자가 줄긴 했지만 매출은 작년 같은 분기 대비 21%나 상승했습니다. 늘어난 직원 수와 물가를 고려해도 분명히 이익이 있는 거죠. 왜 이런 현상이 생겨난 것일까 하고 진료내역을 살펴봤더니 보험환자 수는 줄었지만, 대신 고가의 클리닉고객이 늘은 것을 확인할 수 있었습니다. 요약하면 고객들에게 고급병원으로 인식되고 있다고도 볼 수 있습니다. 이는 지난달 전화상담 통계만 보아도 쉽게 알 수 있습니다. 전화문의자 중 약 75% 정도가 레이저시술이나 제모 등 피부클리닉을 문의 하고 있습니다. 한시적인 이벤트가 아닌 장기적인 안목에서 보면 여름철 피부클리닉 마케팅은 효과가 있으리라 보여집니다. 나눠 드린 주변 의료기관의 피부클리닉 개설 현황을 봐주시겠습니까?"

병원장은 누구의 의견을 더 심도 있게 받아들였을까?

## 5. 원내 서비스 교육자, 품질관리자(이미지관리, 조직관리)

병원을 찾는 고객은 대기실, 진료실, 검사실, 주사실 등 다양한 공간을 거치면서 여러 직원을 만나게 되며 이렇게 만나는 직원 한 사람 한 사람의 행동과 태도는 모두 고객만족의 평가항목이 된다. 따라서 병원코디네이터 한 사람의 노력만으론 고객에게 만족이라는 점수를 얻기 어렵다.

병원코디네이터는 고객을 직접응대 하는 요원으로서의 역할뿐만 아니라 병원전체의 서비스를 관리하는 서비스품질관리자가 되어야 한다. 직원 한 사람 한 사람에게 서비스마인드와 행동양식을 심어주고 고객이 어느 공간 어떤 직원을 만나도 한결같은 서비스를 받을 수 있도록 전사적인 차원에서 서비스품질을 관리해야 한다. 고객응대매뉴얼을 기획하고, 고객만족을 극대화 할 수 있는 방안을 수시로 검토하는 한편, 서비스평가와 직원교육을 실시 한다. 복장, 인사, 청결 등 조직원들의 이미지를 점검하는 것 역시 병원코디네이터의 몫이다.

직원 한 사람 한 사람에게 서비스마인드와 행동양식을 심어주고 고객이 어느 공간 어떤 직원을 만나도 한결같은 서비스를 받을 수 있도록 전사적인 차원에서 서비스품질을 관리해야 한다.

**〈취업초기 병원코디네이터가 갖추어야 할 작업능력〉**

| 고객응대<br>서비스 | 방문고객<br>맞이하기 | 진료접수하기 | 대기고객<br>응대하기 | 진료비<br>수납하기 | 고객<br>배웅하기 | |
|---|---|---|---|---|---|---|
| 진료지원 | 진료대기시간<br>관리하기 | 재진예약하기 | 리콜서비스<br>하기 | 진료예약<br>안내하기 | | |
| 고객 상담 | 전화상담<br>답변하기 | 인터넷상담<br>답변하기 | | | | |
| 고객관리 | 컴플레인고객<br>관리하기 | 온라인회원<br>관리하기 | | | | |
| 재무관리 | 수입결산하기 | 비용지출<br>결산하기 | 원무통계<br>분석하기 | 보험청구하기 | | |
| 의료서비스<br>기획 | 서비스평가<br>기획하기 | 서비스<br>평가하기 | 서비스평가결<br>과분석하기 | 서비스개선<br>계획수립하기 | | |
| 의료서비스<br>마케팅 | 고객만족도조사<br>계획수립하기 | 고객만족도<br>조사실시하기 | 고객만족도<br>조사 분석하기 | 홍보용 자료<br>수집하기 | 홍보계획<br>수립하기 | 홍보물<br>제작하기 |
| 조직관리 | 의료서비스<br>매뉴얼작성하기 | 내부고객<br>서비스교육계<br>획수립하기 | 내부고객<br>서비스교육<br>실시하기 | 내부고객만족도<br>조사계획<br>수립하기 | 원내회의<br>주관하기 | |
| 이미지관리 | 내부고객용모복<br>장 체크리스트<br>작성하기 | 내부고객용모<br>복장개선사항<br>제시하기 | 고객접점별<br>체크리스트<br>작성하기 | 고객접점별<br>개선이행사항<br>제시하기 | | |
| 자기개발 | 병원코디네이터<br>업무관련<br>자격증취득하기 | 병원코디네이<br>터관련최신정<br>보수집하기 | 컴퓨터활용<br>능력배양하기 | | | |

2007, '대한병원코디네이터협회' 직무분석자료 발췌

# 병원코디네이터의 분류와 역할

## 1. 한방코디네이터

비율로 봤을 때 병원코디네이터를 가장 많이 채용하고 있는 의료기관은 어디일까? 성형외과? 피부과? 아니면 치과? 정답은 한의원이다. 2009년 9월 채용정보를 분석한 결과 코디네이터를 희망하는 의료기관 중 무려 25%가 한의원으로 채용규모에서 단연 선두를 달리고 있다. 초창기 강남의 몇몇 클리닉 전문 한의원에서만 볼 수 있었던 한방코디네이터는 몇 년 새 개원가의 필수 요소로 입지를 확고히 다져가고 있다. 무엇이 한의원을 병원코디네이터의 최대 수요처로 만들었을까? 한방 의료는 진료특성상 문진에 많은 무게를 두고 있다. 또한 음양오행이나 체질분류와 같이 다소 어려운 원리를 근간으로 하고 있어 고객이 쉽게 이해할 수 있도록 안내하고 상담할 수 있는 요원이 그 어느 곳보다 절실하다.

한방코디네이터가 되려면 한방요법과 체질의학 등 전통의학에 대한 기본지식이 있어야 하며, 다른 의료기관에 비해 가족단위응집력과 입소문 의존도가 높은 것을 감안할 때 단골고객관리에도 소홀함이 없어야 한다.

**〈코디네이터 기용 희망의료기관 현황〉**

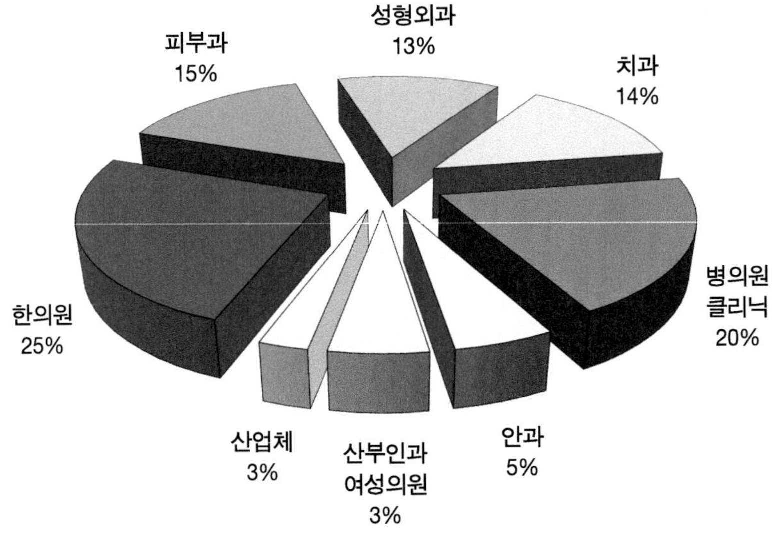


## 2. 치과코디네이터

앞서 이야기했듯 치과는 병원코디네이터의 고향이다. 성형외과나 피부과가 아닌 치과에서 코디네이터를 처음 도입하게 된 연유는 무엇일까? 치과의원은 한번 치료를 받기 시작하면 장기적으로 내원해야 하는 고객이 많기 때문에 일반의원에 비해 지역 세대수나 규모에 따른 영향을 적게 받는다는 특성이 있다. 대신 아무리 작은 규모라도 병원을 유지하려면 기본적으로 치과의사, 조무사, 치위생사, 치기공사 등 4명의 전문가가 있어야 한다. 만약 당신이 이렇게 4명으로 구성된 치과의원의 경영자라면 누구를 안내데스크에 세워 고객응대를 지시하겠는가? 일단 치과의사는 제쳐두고 치위생사부터 데스크에 세워보자. 한가할 때는 상관없겠지만 스케일링 환자가 줄을 섰을 땐 어떻게 할까? 조무사를 세워보자. 신경치료가 유독 많은 날 진료실 어시스트는 누가 할 것인가? 치기공사를 세워보자. 틀니는 야근하며 만드나?

사정이 이렇다 보니 과거 치과의 안내데스크는 시간표를 짜서 파트타임으로 돌리거나 한가한 사람 위주로 돌아가면서 맡는 말 그대로 접수대에 지나지 않았다. 고객은 매번 다른 사람과 맞닥뜨려야 했고, 지난 번 부탁했던 문제에 대한 대답을 들으려면 몇 단계를 거쳐야 하는 불편함을 감수 할 수밖에 없었다. 이러한 비합리적인 응대과정을 개선하기 위해 병원코디네이터라는 고객응대전문가가 생겨난 것이다.

사정이 이렇다 보니 과거 치과의 안내데스크는 시간표를 짜서 파트타임으로 돌리거나 한가한 사람 위주로 돌아가면서 맡는 말 그대로 접수대에 지나지 않았다.

큰 의미에서 보면 치과도 전체 의료기관의 일부라고 할 수 있지만, 의료법상 일반 병 의원과 확연한 선을 긋는 것처럼 코디네이터의 업무 역시 다른 점이 많다. 임플란트나 교정처럼 고가의 비 급여 진료과목도 많지만, 신경치료와 같이 간단하면서 지속적인 관리를 원하는 고객들의 발걸음도 꾸준하다. 게다가 작은 규모에 다양한 전문인들이 모여 있다 보니 내부직원간의 갈등의 소지도 많다. 치과코디네이터는 의사나 진료스텝들이 챙기기 힘든 부분을 미리 살피고 리셉션, 고객상담, 고객관리 병원업무전반에 걸쳐 고객만족을 이끌어내는 팔방미인이 되어야 한다.

## 3. 리셉션코디네이터

병원서비스의 레이더기지라 할 수 있는 안내데스크를 맡아 최일선에서 고객을 맞이하고 환영해주는 사람을 리셉션코디네이터라고 한다. 간혹 원무과직원이나 안내도우미로 오해를 사기도 하지만 리셉션코디네이터의 역할은 그 어떤 코디네이터보다 방대하다. 리셉션코디네이터는 고객을 맞이하는 것 외에도 전화응대, 진료상담, 대기실 환경과 동반고객관리까지 도맡는 전천후 요원이다. 진료 로테이션을 분석하여 대기시간과 진료소요시간을 알려주는 건 기본이고 편의시설이나 자율 검사기기에 대한 사용법까지도 친절하게 안내해주어야 한다. 또한 불만을 가장 많이 토로하는 곳이 데스크이기 때문에 불만고객을 응대하는 것 역시 리셉션코디네이터의 몫이다.

데스크는 고객이 처음 면대 면으로 만나는 공간이다. 데스크에서 만난 코디네이터의 태도는 곧장 원장실과 진료실의 신뢰로 연결된다. 리셉션코디네이터는 용모와 복장, 말투, 상담능력 어느 하나도 빠짐이 없어야 하며 한시라도 병원의 대표라는 마음가짐을 잊어서는 안 된다. 병원코디네이터가 리셉션리스트에서 시작된 것에서 알 수 있듯 리셉션은 모든 병원코디네이터가 갖춰야 할 기본 능력이며, 병원코디네이터의 핵심역량이다.

## 4. 클리닉코디네이터

'편안하고 안락하게(well) 살기(being)'라는 슬로건을 앞세워 새로운 라이프스타일로 자리매김한 웰빙은 "지금 당장 무엇을 먹을 것인가?"에서부터 "어떤 삶을 살아갈 것인가?"에 이르기까지 우리의 삶에 넓게 영향력을 행사하고 있다. 21세기 최고의 화두는 삶의 질이다. 새로운 라이프스타일은 병원을 찾는 고객들로 하여금 질병치료 이상의 것을 요구하게 만들었고 이를 놓칠세라 병원들도 앞 다투어 비만, 성형, 피부미용과 같이 메디컬클리닉이라는 이름으로 다양한 진료프로그램을 개설하고 있다. 이 중 메디컬클리닉의 선두라고 할 수 있는 비만클리닉은 1996년 WHO가 질병으로 선포하면서 출처를 알 수 없는 각종 다이어트시장에서 빠져나와 병원의 품으로 안착된 첫 번째 메디컬클리닉으로 현재 진료과목에 관계없이 대표 클리닉으로 다뤄지고 있다. 외모지상주의와 맞물려 호황을 누리고 있는 성형클리닉과 성장판검사기와 함께 생겨난 소아성장클리닉, 레이저와 각종 기기를 필두로 한 피부클리닉도 세간의 주목을 받고 있다.

클리닉코디네이터가 되려면 메디컬클리닉에 관한 지식이 있어야 한다. 고객의 건강상태를 체크하는 것에서부터 기기운용과 생활습관 교정에 이르기까지 다양한 임상기술을 겸비해야 하고 의지가 약한 환자를 끌어가려면 리더십도 필요하다.

친절서비스만으로는 부족한 의료시장에서 클리닉에 대한 전문적지식과 식견까지 갖춘 전문 리더가 바로 클리닉코디네이터이다.

## 5. 병원 IT 코디네이터

쌍꺼풀수술을 하려는 당신. 아는 병원도 없고, 주위에 수술을 받아본 사람도 없다면 어디서 병원을 찾아보겠는가? 두말할 것도 없이 인터넷이다. 포털사이트에 들어가 "쌍꺼풀수술", 혹은 "성형외과"라는 키워드로 검색을 시도할 테고 화면 가득 펼쳐진 홈페이지들을 하나씩 클릭해가며 자신에게 맞는 병원을 몇 군데 점찍어둔 뒤 상담 길을 나설 것이다.

정보의존성이 높아짐에 따라 인터넷에서 고객확보의 해법을 찾는 병원들이 점차 늘고 있다. '현실은 멀고, 인터넷은 가깝다.'라는 말이 나올 정도로 인터넷이 생활의 일부가 되어버린 요즘 홈페이지는 병원홍보를 넘어 환자관리와 예약, 불만접수 등 병원과 고객을 이어주는 새로운 교두보가 되고 있다.

제작비가 비싸고 관리가 힘든 홈페이지뿐만 아니라 다음이나 네이버 등 포털사이트에서 제공하는 블로그나 커뮤니티를 이용해 고객을 유치하는 병원도 최근 들어 눈에 띄게 늘고 있다.

제작비가 비싸고 관리가 힘든 홈페이지뿐만 아니라 다음이나 네이버 등 포털사이트에서 제공하는 블로그나 커뮤니티를 이용해 고객을 유치하는 병원도 최근 들어 눈에 띄게 늘고 있다. 미니홈피로 대변되는 싸이월드에만 2009년 9월말 성형외과 715개, 한의원 368개, 치과의원 701개가 둥지를 틀고 있다. 인터넷에서만 절반 이상의 고객을 유치한다는 강남 모 성형외과의 사례에서 알 수 있듯 어느새 인터넷은 병원마케팅의 핵심 전략으로 자리를 잡아가고 있다.

병원IT코디네이터는 인터넷 등 사이버상에서 고객을 관리하는 요원이다. 병원홈페이지나 카페 등의 운영을 맡아 회원관리, 예약관리, 게시판관리 등 사이버 상에서 고객관리업무를 진행하고 가상공간에의 고객이 실제 내원고객이 될 수 있도록 오프라인간 교두보 역할을 수행하기도 한다.

병원IT코디네이터가 되려면 무엇보다 인터넷 안 밖의 고객트랜드를 읽는 안목이 있어야 한다.

병원IT코디네이터가 되려면 무엇보다 인터넷 안 밖의 고객트랜드를 읽는 안목이 있어야 한다. 홈페이지 유지뿐만 아니라 사진편집, 동영상업로드 등 기초적인 멀티미디어 기술을 겸비해야 하며 한발 앞선 정보수집으로 의사결정에 도움을 줄 수 있어야 한다.

U-Healthcare로 가는 길목에서 병원IT코디네이터는 친절과 희생정신을 넘어 정보화시대 똑똑한 고객들에 걸 맞는 21세기형 코디네이터로 자리매김하게 될 것이다.

## 6. 기타 코디네이터

**기획(마케팅)코디네이터** – 원내 외 상황을 분석하여 병원의 경영목표에 부합하는 서비스를 개발하고 마케팅기획과 병원전반에 걸친 경영지원을 해주는 코디네이터. 영업과 행정업무를 겸하기도 하며, 주로 MSO(병원경원지원회사)나 병원컨설팅회사 소속인 경우가 많다.

**서비스코디네이터(좁은의미)** - 서비스제공자인 병원과 고객이 원활한 관계를 형성할 수 있도록 고객접점을 설계하고 병원서비스 전반에 걸친 모니터링을 하는 코디네이터. 서비스와 경영기법 등에 관한 교육을 실시 하기도 하며, 주로 준 종합병원 급 이상에서 근무 한다.

**치료상담코디네이터** - 진료상담을 주 업무로 하며 치료계획을 수립하고 치료실의 전반적인 관리와 진료스케줄을 관리하는 코디네이터. 주로 간호사와 같은 임상 경력자가 많으며, 종합병원에서는 의사들이 행하던 예진을 대신 하기도 한다.

**의료관광코디네이터** – 의료시장개방과 함께 생겨난 새로운 직종으로 외국인 환자를 대상으로 통역과 진료안내, 관광연계활동을 진행하는 코디네이터. 일어, 중국어, 러시아어, 또는 영어구사 능력이 요구되며, 비자업무 및 국제매너에 대해서도 능통해야 한다.

**〈병원코디네이터가 갖추어야 할 능력〉**

1. 공급과 소비가 병원이라는 특정 공간에서 동시에 일어나는 만큼 병원 요소요소에 대한 이해와 고객의 눈높이에 맞춘 MOT(Moment of Truth : 고객접점)를 디자인 할 수 있는 능력을 배양해야 한다.
2. 환자와 병원 혹은 의료인과 스텝들 간의 조정자로서 의사, 간호사 등 의료인을 비롯한 의료기사나 관리스텝들의 업무특성을 파악하고 있어야 한다.
3. 관련 의료지식은 필수이며, 병증에 따른 진료 프로그램과 검사에서 처치, 사후관리에 이르는 진단 별 매뉴얼을 구축할 수 있어야 한다.
4. 통계자료를 구축하여 경영진으로 하여금 의사결정에 도움을 줄 수 있어야 한다. 서비스 실천으로 고객만족도를 높이고 처음 병원을 방문한 고객을 평생 고객화 할 수 있는 방법에 대해 끊임없이 연구해야 한다.
5. 병원을 대표하는 서비스리더가 되기 위해 자신의 이미지 관리에도 최선을 다해야 한다.

# 의료서비스전문가로 우뚝 서라

현재 명함에 병원코디네이터라는 직함을 새기고 활동하는 병원코디네이터의 대부분은 10명 내외 직원을 둔 의원 급 의료기관에서 고객서비스 업무를 수행하고 있다. 종합병원에서도 코디네이터의 필요성을 절실히 느끼고 있지만 규모가 규모인지라 한 두 명의 코디네이터로는 병원전체의 서비스관리가 힘들기 때문에 별도의 부서에서 고객서비스 업무를 총괄하거나 직원교육이나 예진 등의 업무를 수행하고 있는 실정이다.

하지만, 유수의 교육기관 등을 통해 코디네이터를 꿈꾸는 사람들이 해마다 수 천 명씩 배출되고 있고, 대학에서도 병원코디네이터 학과를 앞 다투어 개설하는 등 앞으로 병원코디네이터의 역량과 업무분야는 계속해서 확대될 전망이다. 몇 년 안에 "의료관광코디네이터"나 "보험상담전문코디네이터", "병원마케팅전문코디네이터" 등 전문이라는 이름표를 단 코디네이터들이 속속 배출될 것으로 예견된다.

병원코디네이터의 행보는 병원 안에서 그치지 않는다. 의료시장 안 밖에서 새로운 교두보를 열어가고 있다. 컨설팅회사에 소속되어 개원초기 행정 및 고객서비스를 전도하는 프리랜서 코디

병원코디네이터의 행보는 병원 안에서 그치지 않는다. 의료시장 안 밖에서 새로운 교두보를 열어가고 있다.

네이터가 있는가 하면 병원코디네이터경험을 바탕으로 의료서비스전문 강사로 활동하는 이들도 해마다 수를 더하고 있다. 의료시장개방에 맞추어 중국어나 영어, 일본어 등 외국어 실력을 등에 업고 일찌감치 해외로 진출하거나 국내 종합병원 등에서 외국인 전문상담가로 나서기도 한다.

병원코디네이터라는 직업의 진정한 매력은 작금의 의료계가 바라는 유망직종이라는 점보다 미래 의료사회를 이끌어갈 무한한 성장잠재력에 있다고 할 수 있다.

쉬어가는 터

# 한국최초의 병원

## 왕립병원의 개원

대한민국에서 서양의료는 구한 말 서양인의 선교활동과 더불어 시작되었다. 선교부의 설치와 함께 의료활동(검역, 시약, 보건 위생교육)이 시행되었고 시역소를 개설하면서 서서히 병원 설립의 움직임이 일기 시작했다. 그러나 수구세력의 반대로 좀처럼 뿌리를 내리지 못하다가 1884년 갑신정변을 기점으로 새로운 국면을 맞는다. 당시 칼에 맞은 사대 세력의 중심인물인 민영익(명성황후의 조카)이 서양 외과술로 죽음의 위기를 넘기는 사건이 발생한 것이다. 이때 수술을 맡았던 미국 선교사알렌(Horace N. Allen)은 고종과 민비를 비롯한 관료들에게 신임을 얻어 마침내 왕실부 시의관으로 임명된다. 이후 고종의 허가를 얻는데 성공한 알랜은 홍영식(개화파인물로 갑신정변 당시 타살)의 집을 수리하여 병원을 설립하였는데 이것이 한국 최초의 근대식 병원인 광혜원(1885년 4월 10일)이다. 광혜원은 개원13일 후인 4월 23일에는 '많은 사람을 구제하는 집'이라는 의미의 제중원이라는 이름으로 개칭되었다.

많은 이들이 제중원을 선교사들이 세운 병원으로 오해 하고 있는데, 2년 전에 폐지된 혜민서와 활인서의 재원에 인천, 부산, 원산의 해관세의 일부를 할당 받아 설립된 엄연한 국립병원이다. 설립 당시 알렌을 제외한 모든 인력이 한국인 이였으며, 알렌은 국립병원의 고용인으로 일한 셈이다.

쉬어가는 터

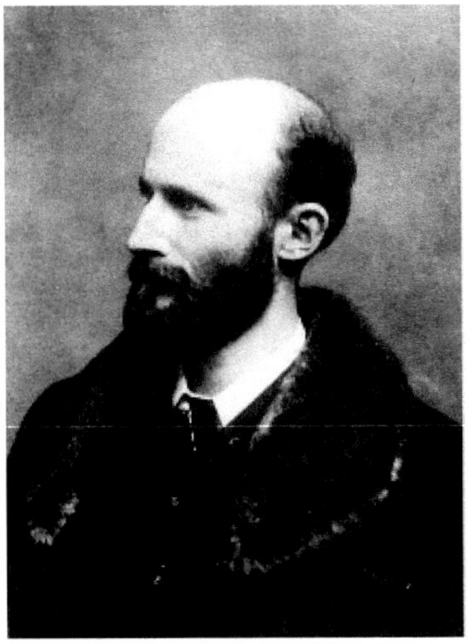

Horace N. Allen (1858-1932)

### 두 얼굴의 알렌

미국 오하이오주에서 태어난 알렌은 의과대학을 마치고 25세에 중국으로 선교를 떠난다. 풍운의 꿈을 안고 떠난 선교길이였지만 동료선교사와 다투는 등 잦은 시비로 평판이 좋지 않았다. 선교가 힘들만큼 좋지 못한 상황에 치닫자 쫒기듯 조선행 배에 몸을 실는다. 제물포에 도착한지 3개월 만에 운 좋게 고종의 눈에 띄어 한국최초의 서양식병원을 설립하였지만 이후 선교사임을 숨기고 미국공사관의 의사의 신분으로 국내에서 활개를 펼친다. 고종에게 당상관 품계와 저택까지 하사 받은 알렌은 금광과 철도, 전기와 전철 등 구한말 최고의 이권사업에 미국의 포문을 열어주었고 복음의 전파와 이권 브로커라는 두 얼굴로 1905년 루즈벨트 대통령에 의해 해임될 때까지 약 20년 동안 한반도를 주름잡았다. 실제로 그의 저서인 '알렌의 일기'에 한국인은 '말할 수 없이 게으르고 더럽지만 좋은 사람들'이라고 표현한바 있고, 고종에 대해서는 '머리가 좀 모자라는 국왕'이라고 전하고 있다.

# chapter. 2

## 흥망성쇠의 반석
# 초진고객응대법

우리 병원에 오늘 처음이세요?

초진고객이 병원마케팅 요원이 되기까지

너무도 다른 초진환자

초진고객 응대순서를 짜보자

초진고객 응대 팁

쉬어가는 터 – 갈비집, 와인 바 그리고 병원?

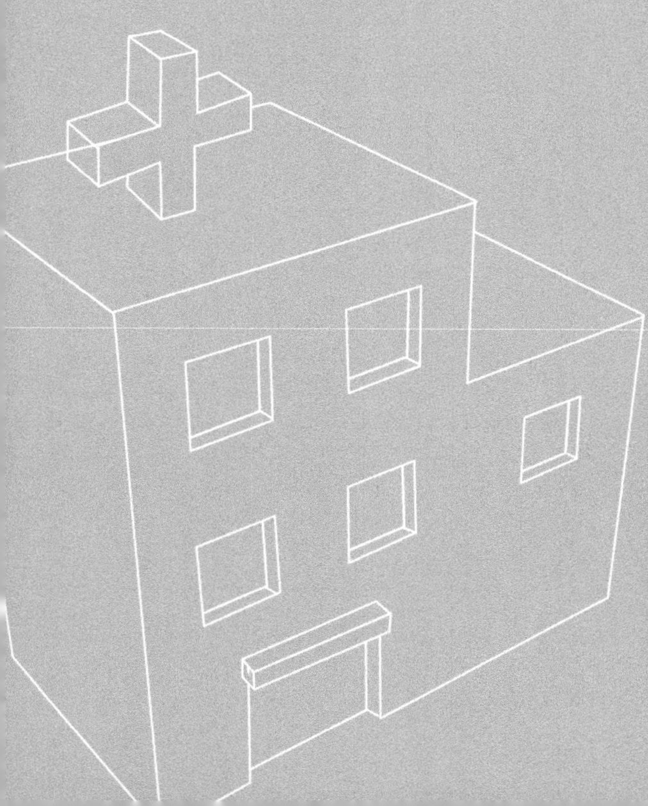

# 우리 병원에 오늘 처음이세요?

병원을 알리기 위한 각양각색의 홍보활동이 활개를 치고 있는 요즘이다. 골목 여기저기에 개원현수막이 내걸리더니 행인들에게 유인물을 나눠주는가 하면, 의사가 직접 홍보대사를 자처하고 거리로 나서기도 한다. 광고규제가 완화된 이후 방송이나 잡지에 줄을 대주는 회사가 생겨났을 정도로 개원가는 한바탕 광고전쟁을 치루고 있다. 덕분에 포털사이트나 지하철역, 심지어 달리는 버스에서도 병원광고를 쉽게 만날 수 있게 되었다. 공동구매를 모집하는 안과나 무료로 치아스케일링서비스를 제공하는 치과 이야기는 이제 놀랄 일도 아니다. 이렇듯 개원가의 외부마케팅은 병원을 알리는 부가적인 활동을 넘어 어느새 환자유치를 위한 총력전으로 치닫고 있다.

하지만, 이제 막 개원한 병원이 포화시장에서 자신의 존재를 알리기란 결코 쉬운 일이 아니다. 개원의들에게는 선택의 여지가 별로 없다. 의료법을 우회할 수 있는 방법을 총동원하고 상황이 여의치 않다면 정면 돌파를 불사하기도 한다. 하지만 이러한 적극적인 홍보전략은 불법과대광고로 이어져 법적 문제에 휘말릴 가능성이 높을 뿐만 아니라 의도와 달리 사행성 높은 병원으

하지만, 이제 막 개원한 병원이 포화된 시장에서 자신의 존재를 알리기란 결코 쉬운 일이 아니다. 개원의들에게는 선택의 여지가 별로 없다.

로 비춰질 수도 있다. 주변 의료기관들의 따가운 눈총을 피하기는 더더욱 어렵다. 그렇다고 개원특수를 그냥 지나칠 수는 없는 일. 기관의 경고나 주변의 비난을 무릅쓰고라도 막가파식, 게릴라식 광고를 감행 할 수밖에 없는 게 요즘 개원가의 또 다른 모습이다.

초진유치와 성공개원 사이에 어떤 상관관계가 있길래 새로운 손님 맞이에 이처럼 열을 올리고 있는 것일까? 답을 찾기 위해 잠시 병원컨설팅현장으로 가보자. 요즘처럼 개원과 폐업 등 이동이 잦은 시기에는 인도를 희망하는 병원매물이 많이 나오기 마련이다. 병원의 인도의뢰가 들어오면 컨설턴트는 새 주인을 찾기에 앞서 인테리어나 의료기기, 상권과 접근성, 세금납부액, 고객현황 등 입체적인 분석을 통해 병원의 가치를 책정한다.

이 중 가장 심도 있게 검토하는 부분이 내원객 현황이다. 내원객 현황 속에 병원의 현재와 미래가 숨어있기 때문이다. 일평균 내원객수(보통 최근 석 달간 진료를 받은 환자수를 근무일 수로 나눈 수치를 적용함)는 병원의 매출을 나타내는 지표가 되기 때문에 병원의 현재가치라고 하며, 초진율(보통 최근 석 달간 병원을 처음 찾은 사람의 비율을 말함)은 잠재고객의 유입 정도를 나타내므로 병원의 미래가치라고 한다. 간단하게 초진율이 높다는 것은 그만큼 잠재고객이 많다는 것을 의미한다.

초진율(보통 최근 석 달간 병원을 처음 찾은 사람의 비율을 말함)은 잠재고객의 유입 정도를 나타내므로 병원의 미래가치라고 한다.

언 듯 이해가 되지 않는다면 다음 이야기를 통해 초진율과 병원의 미래에 어떤 관련성이 숨어있는지 살펴보자.

하루 평균 120명의 환자를 보던 9년 역사의 통증치료전문 재활의학과의원이 매물에 올랐다. 현 시가보다 싼값에 나온 대다 일 평균 120명이라는 적지 않은 내원객 수에 구미를 느낀 종합병원 출신 의사가 손을 내밀었다. 개원에 목이 말라있던 그는 인수하기 무섭게 낡은 시설을 뜯어내고 요즘 트랜드에 걸 맞는 세련된 인테리어로 새 옷부터 입혔다. 외부 교육기관을 통해 훈련 받은 직원들로 인력을 재구성함은 물론 'OO재활의학과'라는 딱딱한 이름을 버리고 대신 'OO스포츠 클리닉'이라는 새 이름으로 바꾸고, 로고와 캐릭터를 제작하는 등 폼 나는 병원을 만들기 위해 각고의 노력을 펼쳤다. 예상한 개원비용보다 인수비용이 적게 들었기에 적극적인 투자를 감행할 수 있었던 것이다.

인수 3주 후 기존의 고객 수에 보태 150명 이상은 충분히 보리라는 풍운의 꿈을 안고 병원문을 다시 열었다. 그러나 결과는 실망스럽기 짝이 없었다. 120명은 고사하고 평균내원객 30명을 채우지 못한 채 6개월을 보냈다. 뒤늦게 외부홍보에 열을 올려보았으나 결국 경영난을 이기지 못한 병원은 1년이 못 되어 다시 매물란에 올랐다.

원장은 무엇을 잘 못 짚은 것일까? 초진율을 체크하지 못 한 것이 화근 이였다. 나중에 알고 보니 인수 당시 일일 고객 120명 중 초진환자 수는 고작 5~6명으로 5%가 채 안 되었다. 뒤집어보면 외부마케팅이나 기타 방법으로 새로 유입된 고객이 거의 없었다고 볼 수 있다. 대신 수년간 병원장과 스텝들이 만들어낸 신뢰와 정으로 환자들을 이끌었다는 이야기다.

실제로 오래된 병원일수록 시설이나 접근성보다는 의사의 시술능력, 인지도, 고객서비스 등 무형적인 면이 고객을 잡아두는 매력으로 작용한다. 내원객 수의 유지는 병원의 의료진과 스텝들이 수년간 공들여 빚어낸 산물이며 어려운 경영환경 속에도 병원을 지탱해주는 버팀목 역할을 해낸다. 뒤집어보면 안주인이 바뀌면 내원객 수는 얼마든지 무너질 수 있다는 이야기다.

# 초진고객이 병원마케팅 요원이 되기까지

보통은 질병치료나 검사 등과 같은 생리적 욕구를 해결하기 위해 병원을 찾는다. 최근엔 몸짱, 얼짱과 같은 사회적, 심리적 욕구를 실현하기 위해 병원의 문턱을 넘는 이들도 많다. 목적이 무엇이던 간에 처음 병원의 문턱을 넘으면 새로운 진료부에 이름을 올리게 된다. 초진환자가 되는 것이다. 초진환자로 첫 진료를 마치고 나면 보통은 재진을 요구 받게 되고, 이렇다 할 문제가 없었다면 곧바로 재진으로 연결된다.

몇 차례의 내원을 통해 병이 호전되거나 정상 활동이 가능하게 되면 본인의 건강과 가장 밀접한 관계에 있는 가족들에게 병원을 소개하고, 가족구성원이 한 명 두 명 내원하면서 자연스레 가족 단위 충성고객군을 형성하게 된다. 우리 병원이 한 가족의 주치의가 되는 셈이다. 이렇게 만들어진 충성고객은 동네 방방곳곳 또는 자신의 일터로 나아가 기꺼이 병원의 홍보요원이 되어준다. 특별한 마케팅기술을 구사하지 않았지만 끊임없이 소개가 이루어져 새로운 진료차트가 차곡차곡 쌓이게 된다.

이렇게 만들어진 충성고객은 동네 방방곳곳 또는 자신의 일터로 나아가 기꺼이 병원의 홍보요원이 되어준다.

**〈고객과의 관계모델 변화〉**

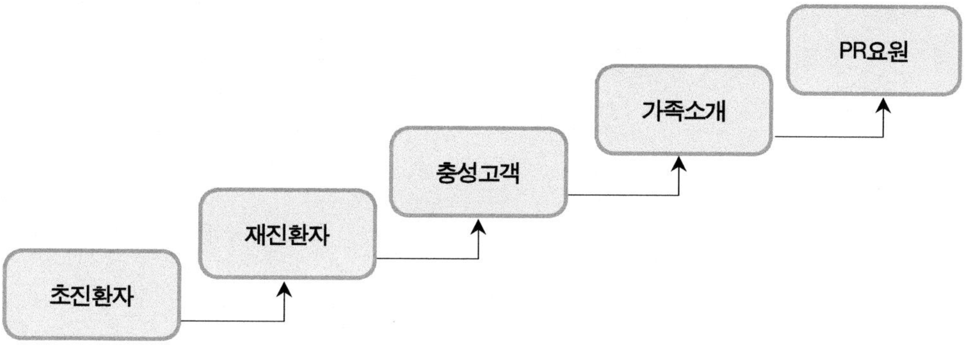


이런 과정을 일컬어 흔히 입소문전략이라고 한다. 입소문전략은 병원마케팅의 초석이며 때로는 병원마케팅의 전부가 되기도 한다. 고객의 발길이 꾸준한 병원 중에 "우리병원은 별다른 홍보활동을 전혀 고려하지 않고 있습니다."라고 말한다면 십중팔구 이러한 프로세스를 잘 지켜온 결과라고 할 수 있다.

# 너무도 다른 초진환자

"환자들 발자국 지우는 게 제일 힘들어요."

병원생활 중 가장 힘든 게 무엇이냐는 질문에 수강생 중 한 명이 대답했다.

"병원 앞에 진흙탕이라도 있습니까?"

영문 모를 대답에 우스개소리로 되묻자,

"저희 병원은 실내에서 슬리퍼를 신도록 하거든요. 그런데 신발을 신은 채로 들어오는 사람들이 많아 쫓아다니면서 물걸레질하는 게 제일 힘들어요. 비 오는 날에는 정말 쓰러진다니까요."

황당한 하소연에 교육장은 웃음바다가 되었지만, 사연을 계속 듣다 보니 수긍이 갔다.

황당한 하소연에 교육장은 웃음바다가 되었지만, 사연을 계속 듣다 보니 수긍이 갔다. 입구에 한 뼘 남짓 턱이 있는데다 바로 옆 신발장엔 슬리퍼가 가지런히 놓여있어 신을 벗고 들어가야 한다는 것쯤은 누가 봐도 한눈에 눈치 챌 수 있게끔 되어있는데도 불구하고 신발을 그대로 신은 채로 대기실로 들어서는 사람이 하루에만 대여섯 명이나 된다고 한다. 대기실 관리를 책임져야 할 코디네이터 입장에선 곤욕이 아닐 수 없을 것이다. 얼마 전 큰 글씨로 '신발을 갈아 신고 들어오세요.'라고 안내판까지 달아놓았지만 여전히 하루에 서너 명이 아랑곳하지 않고 신발을 신은 채로 입장하고 있다고 한다.

새벽시장 근처 의원에서 근무하는 또 다른 코디네이터는 접수대를 거치지 않는 환자들에 대한 고민을 전했다. 옆도 한번 안보고 원장실로 돌진하는 통에 다시 모시고 나와 접수를 하거나 이마저 놓쳐 진료가 끝난 뒤 진료부를 작성하기도 하는데, 이 역시 하루에만 서너 건이 넘는다고 한다. 상황이 이렇다 보니 담당코디네이터는 아카데미에서 배운 것과 달리 "어서 오세요! 무엇을 도와드릴까요?"라는 인사 대신 "고객님 그 쪽이 아니고요 이쪽으로 오세요."라는 안내로 고객을 맞이한다고 한다.

이런 웃지 못할 해프닝을 벌이는 고객들은 한 가지 공통점이 있다. 모두 초진이라는 점이다. 초진고객의 행동을 유심히 살펴보면 한결같이 두리번거린다. 어느 병원이든 현관문을 열면 접수대가 보이기 마련이고 접수대에서 안내를 받은 후 진료가 시작된다는 것은 상식 선에서 알고 있을 텐데 미처 접수대까지 오지 못하고 미술관을 관람하러 온 양 대기실 한편에 멍하니 서있는 사람들을 심심치 않게 볼 수 있다. 모 병원에서 실제 있었던 일이다. 현관에 들어서자마자 접수대에 눈길 한번 주지 않고 곧장 대기실로 향하더니 조용히 소파에 앉는 중년의 남성이 있었다고 한다. 너무나 다소곳이 앉아 책을 읽고 있기에 치료받으러 온 사람을 기다리나 싶어서 인사만하고 그냥 놔뒀는데 30분이 지나도 미동이 없어 누구를 기다리시냐고 물으니 그때서야 "접수하려고 기다리는데요."라는 어이없는 말을 들었다고 한다. 나중에 알고 보니 인근 고등학교 교사였다고 한다.

이런 웃지 못할 해프닝을 벌이는 고객들은 한 가지 공통점이 있다. 모두 초진이라는 점이다. 초진고객의 행동을 유심히 살펴보면 한결같이 두리번거린다.

무엇이 우리선생님을 접수창구 하나 찾지 못하는 어리보기로 만들었을까? 즐거운 마음으로 병원을 찾는 사람은 아마 한 명도 없을 것이다. 특히, 증상만 있고 정확한 진단을 내리지 못한 채 병원문턱을 넘어야 하는 초진의 경우 정신적인 압박은 이루 말할 수 없을 것이다. 평소 겪어보지 못한 정신적 압박과 복잡 한 감정들이 뒤엉켜 정상적인 사고를 가로막고 있는 것이다.

다음은 병원을 처음 찾는 고객의 심리적 특성을 열거한 것이다. 초진고객이 갖는 심리적 특성을 살펴보고 어떻게 하는 것이 올바른 응대인지 생각해보자.

## 1. 두려움과 불안감

두려움이나 불안감은 언뜻 비슷한 느낌을 준다. 하지만 이번 장에서는 조금 다른 의미로 접근해 보자. 두려움은 자신의 병에 대한 정보가 없기 때문에 생기는 일종의 공포심이다. 지난 밤부터 가슴 한편이 따끔따끔 아팠던 예비환자는 병원에 가기 전부터 오만 가지 상상에 사로잡힌다.

'요즘 일을 너무 무리해서 그런가? 혹시 심장병은 아닐까? 심혈관계에 큰 이상이 생긴 건 아니겠지?' 두려움은 병원에 들어서면서 점점 커지기 시작해서 의사의 진단이 내려지기 직전 최고조를 이룬다. 그러나 "요즘 많이 무리하셨나 보네요? 혈액검사결과상 이상은 없습니다. 약 처방 내어 드릴 테니 드시고, 안정을 취하시는 게 좋겠습니다." 라고 진단이 내려지면 언제 그랬냐는 듯 두려움은 사라지고 얼굴에 화색이 깃드는 걸 볼 수 있다. 이처럼 두려움은 한 번의 진료체험만으로도 소멸되는 경우가 대부분이다.

이름 모를 질병이 만들어 낸 두려움과 달리 불안감은 내 병을 진단하고 치료하게 될 병원에 대해 느끼는 불안한 감정을 말한다.

이름 모를 질병이 만들어 낸 두려움과 달리 불안감은 내 병을 진단하고 치료하게 될 병원에 대해 느끼는 불안한 감정을 말한다. 불안감은 직접 의료기관을 선택하기보다 주위사람의 추천에 의지하거나 쇼핑하듯 여러 병원을 찾는 등의 행동으로 표출되기도 한다. 무엇이 고객을 불안하게 만드는 것일까? 의료진의 프로필, 상담능력, 친절도, 병원의 분위기와 위생상태, 병원의 명성, 주위사람의 견해 등 병원 안팎에서 보여 지는 모든 것들이 불안감을 발생시키는 요인이 될 수 있다. 병원에 들어서자마자 의료진이 냉냉한 태도로 호구조사 하듯 차트를 작성하더니 검사실로 데려가 아무 설명도 없이 이것저것 검사를 해대고 나서는 한참만에 의사를 대면하니 얼굴 한번 제대로 쳐다보지 않고 다짜고짜 "단순 스트레스입니다."라고 딱 잘라 진단을 내렸다면 고객은 무슨 생각을 하게 될까? 불안감은 조용히 병원을 등 돌리게 만든 주범이다.

차이는 있겠지만 두려움과 불안감은 초진고객라면 누구나 가지고 있는 특성이다. 첫 방문 시 이를 어느 정도 해소해주지 못한다면 고객은 같은 진료를 받기 위해서 신뢰할 만한 또 다른 병원을 찾아 나설 것이다. 의구심은 재진의 고리를 끊는 결정적인 역할을 한다. 실제로 재진율이 낮은 병원일수록 무관심, 불결, 업무미숙, 설명부족 등 의구심을 만드는 요인이 많다.

차이는 있겠지만 두려움과 불안감은 초진고객라면 누구나 가지고 있는 특성이다. 첫 방문 시 이를 어느 정도 해소해주지 못한다면 고객은 같은 진료를 받기 위해서 신뢰할 만한 또 다른 병원을 찾아 나설 것이다.

초진환자를 응대할 때는 병원의 전문성과 고객을 향한 노력을 충분히 보여주어야 한다. 치료과정에 대해 충분히 설명해주고 성공사례를 통해서 의료진이 이 질환에 관해 얼마나 전문성을 확보하고 있는지 어필할 필요도 있다. 자칫 전문성을 보여준답시고 시술능력을 과시하거나 카리스마를 내세우는 경우가 있는데, 이런 행동은 오히려 권위주의로 오해를 살 수도 있으므로 주의해야 한다. 환자가 보는 앞에서 질환에 대해 자기들끼리 쑥덕거린다거나 알아서 잘 치료할 테니 그냥 지시에 따르라는 투로 이야기하는 것 역시 금물이다. 특히 겉으로 불안감을 호소하는 환자의 경우에는 말 한마디, 표정하나, 몸짓 하나까지 주의를 기울어야 한다.

## 2. 두 얼굴의 손님

저녁시간 예약 없이 시내 패밀리레스토랑을 찾으면 20~30분은 족히 기다려야 식사를 할 수 있다. 하지만, 대기시간이 길다고 해서 안내직원에게 항의하거나 실랑이를 벌이는 일은 거의 없다. 예약을 안 하고 온 자신을 탓할 뿐, 동행한 사람들과 이야기를 나누며 기쁜 마음으로 순서를 기다린다. 만약 병원응급실에서 어린 딸을 들쳐 업고 달려온 고객에게 퉁명스럽게 20~30분을 기다리라고 한다면 어떤 상황이 벌어질까?

과거 대민진료를 운운하며 병원이 권위의 상징으로 군림하던 시절도 있었지만 무한경쟁체제라 불리는 작금의 의료시장에선 무례하고 불친절한 병원을 찾는 게 더 어렵다. 오히려 새롭고 기발한 서비스로 깜짝 놀라게 만드는 게 요즘 병원이다. 옆에 앉아서 환자의 말을 일일이 적어가며 접수를 받는 코디네이터가 있는가 하면, 진료가 끝나면 직접 엘리베이터까지 마중 나오는 의사가 있고, 초진고객에게 명찰을 달아주어 고객이 두리번거리기 전에 누군가 나타나 챙겨주는 서비스도 있다. 하지만 병원은 여전히 낯선 곳이다. "다시는 여기서 만나지 맙시다!"라는 퇴원고객들의 인사말에서 볼 수 있듯 최상의 서비스를 펼친다 한들 즐거운 마음으로 병원을 찾는 사람은 아무도 없다. 이름 모를 병을 안고 병원의 문을 두드리는 초진환자의 경우엔 더더욱 그럴 것이다. '건강에 큰 이상이 생긴 건 아닐까?', '병원에 오래 머무르게 되지는 않을까?' 하는 공포는 심리적 억압을 만들고 이러한 불안정한 심리상태는 평소와 달리 민감한 반응으로 표출되기도 한다. 코디네이터 업무를 보다 보면 의료진의 이야기에 예민하게 반응하거

"다시는 여기서 만나지 맙시다!"라는 퇴원고객들의 인사말에서 볼 수 있듯 최상의 서비스를 펼친다 한들 즐거운 마음으로 병원을 찾는 사람은 아무도 없다.

# 초진고객 응대순서를 짜보자

내가 지금 접수대에 서있고 초진으로 보이는 사람과 마주하고 있다면, 무엇을 먼저 해야 할까? 우리병원이 처음이냐고 물어볼까? 주민번호와 주소 등을 적으라고 쪽지를 건네줄까? 아니면 다짜고짜 의료보험증부터 달라고 할까?

휴먼웨어의 시발점이며 병원서비스의 레이더기지라며 안내데스크의 중요성이 강조되는 요즘이다. 하지만 실제 접수 과정을 들여다보면 고객의 입장을 고려하기보다는 행정적인 절차에 치우치는 경우가 더 많다. 우리나라에 처음으로 병원코디네이터를 도입했던 예치과는 일찍이 '증공소의대'라는 고객중심의 진료프로세스를 도입한 바 있다. 이것은 증상에 대한 설명을 듣고, 공포심을 묻고, 소개자를 묻고, 의료보험에 대해 알려주고, 대기시간을 알려준다는 각 순서의 앞 글자를 딴 것으로 고객에 맞춘 응대순서를 정의한 것이다.

우리나라에 처음으로 병원코디네이터를 도입했던 예치과는 일찍이 '증공소의대'라는 고객중심의 진료프로세스를 도입한 바 있다.

다음은 박인출 원장의 "병원을 경영하라"에서 소개된 '증공소의대 프로세스'를 기초로 일반 병의원에서 활용가능하도록 편집, 재구성해 본 것이다.

## 1. 증상에 대한 설명을 듣는다.

환자의 입장이 되어 병원을 찾게 되면 가장 먼저 하고 싶은 말이 무엇일까? 자신이 겪고 있는 고통과 고통으로 인해 생활이 얼마나 엉망이 되었는지에 대한 이야기 일 것이다. 고객의 마음을 헤아리는 차원에서 신상명세를 묻는 등의 딱딱한 행정적 절차는 잠시 뒤로 미루고 고객 이야기에 귀를 기울여 보자. 그냥 지나칠 뻔 했던 여러 가지 고객정보를 얻어 진료에 도움을 줄 수 있을 뿐만 아니라 고객 역시 속내를 아낌없이 털어놓음으로써 '내 증상을 제대로 전달했구나.' 하는 생각으로 불안한 마음을 어느 정도 진정시킬 수 있을 것이다.

미주왈 고주왈

### 진료상담 시 이런 고객 꼭 있다

**＊ 자기 자랑을 늘어놓는 고객**

"내가 이 동네 20년 넘게 살았거든. 지금은 부녀회장 맡고 있고, 나한테 잘해주면 아는 사람 많이 소개 시켜 줄게요. 맞은 편 피부과도 내가 소개시켜준 사람이 많다니까. 진짜예요. 우리 동네 사람들은 내 얘기면 다 믿어요."

물어 본 적도 없는데, 자신에게 잘 보이면 소개를 많이 시켜주겠다거나 아는 사람과 같이 오겠다는 이야기와 함께 자랑을 늘어놓는 고객들이 있다. 병원에선 대체로 이런 고객을 별로 반가워하지 않는다. 인내심 있는 사람들은 끝까지 들어주지만, 보통은 빨리 말을

미주왈 고주왈

끊고 싶어 한다. 하지만, 이 같은 행동은 병원을 위협해 진료비나 깍겠다는 의도가 결코 아니다. 병원과 친해지고 싶은 소박한 마음의 표현이다. 병원이 처음 자리잡을 때에 이런 고객들이 많은데, 고객과 마주하게 되면 조금 더 신경 써주자. 자랑이 많은 고객은 조금만 만족해도 기꺼이 입소문의 한 축이 되어 준다. 또 자신이 이미 뱉은 말 때문에라도 소개를 많이 시켜주려고 노력한다. 그러므로 싫은 내색을 하거나 먼저 고개 돌리지 말고 맞장구를 쳐주며 친해지도록 노력하자.

"아! 그러셨군요. 어쩐지 말씀하시는 게 뭔가 다르다 싶었어요. 사실 저희 병원이 이 동네 자리 잡은 지 얼마 안되었거든요. 잘 부탁 드립니다. 소아과부터 피부클리닉까지 여러 진료를 준비하고 있으니 소개 좀 많이 해주세요. 특별히 잘 해드리겠습니다. 이거 저희 원장님께서 직접 만든 건강음료인데요 하나 드시고 가세요."

### ✽ 의심이 많은 고객

"엑스레이를 꼭 찍어야 합니까? 지난 번 갔던 정형외과에선 그냥 목 몇 번 만져보더니 바로 물리치료 해주던데, 이거 혹시 안 해도 되는 건데 괜히 하라고 하는 것 아닙니까?"

"만약 말씀하신 것처럼 단순한 배탈이 아니라 위암 같은 큰 병이라면 어쩌죠? 여기서 어떻게 알죠? 그냥 큰 병원부터 가봐야 하는데 제가 잘 못 온건가요?"

위의 대화에서처럼 초진고객 중에 지나칠 정도로 의심을 품고 오는 사람들이 있다. 정형외과에서 엑스레이 검사를 의심하거나, 내과에서 장부검사를 의심한다면 도대체 어디로 가려 한단 말인가? 병원입장에선 결코 기분 좋을 리 없는 일이다. 하지만 고객의 의심은 결코 죄가 될 수 없다. 의료지식이 전무한 일반인들에겐 작은 상처도 얼마든지 큰 두려움이 될 수 있다. 또 당사자 입장에서 의심할만하니까 의심하는 것이다. 일전에 경미한 통증이 있어 회사근처 가정의학과를 찾은 적이 있었다. 간판에선 분명히 가정의학과로 봤는데, 막상 안에 들어와보니 가정의학과라고 하기엔 너무나 세련되고 우아한 인테리어가

미주왈 고주왈

맞이하였고 대기실 구석구석엔 미용시술에 관한 광고로 가득 차 있었다. 병원코디네이터와 마주하자 필자가 처음 물은 것은 '여기 가정의학과 진료도 봅니까?' 였다. 누구나 잘 모르는 일에 의심을 할 수 있다. 상담자의 태도와 말투는 물론이고, 인테리어나 외모 등 진료와는 상관없는 요소들도 얼마든지 의심의 소지가 될 수 있다. 의심하는 고객을 만나면 일단은 병원입장에서 의심을 살만한 근거를 먼저 제공하지는 않았는지 고민해 볼 필요가 있다. 별다른 근거 없이 의심하는 경우라면 '그렇게 생각하시는 특별한 이유라도 있습니까?'라고 되물어 보고 의심하는 이유나 오해가 있다면 '그냥 믿으세요. 다 그렇게 치료받고 있습니다.'라는 식의 상투적인 설득보다는 보다 전문적이고 객관적인 지표를 제시함으로써 의심을 풀어주는 것이 좋다.

"말씀하신 것처럼 수면장애가 올 정도라면 이미 상당히 진행되었을 수도 있습니다. 지난 번 다른 병원에서 처방해준 물리치료와 약이 효과가 없던 걸로 봐서 목 근육뿐만 아니라 이미 흉부나 경추에 상당한 압박이 있을 수 있고 그대로 놔둔다면 목 디스크와 같은 더 큰 병에 걸릴 수도 있습니다. 그러니 이 참에 꼭 엑스레이검사를 통해 정확한 원인과 진행사항을 점검해보시길 권해드립니다."

"저희 병원은 아시다시피 내과전문의원입니다. 고객님과 같은 증상을 호소하시는 분들이 하루에도 수 십 명이 치료를 받고 있습니다. 좀 더 정밀한 조사가 필요할 경우엔 원내에 설치되어있는 내시경을 통해 좀더 정확한 검사를 실시합니다. 그래도 원인이 불분명한 경우엔 원장님의 소견서와 함께 보다 큰 병원으로 진료의뢰를 해드리고 있으니 안심 하셔도 됩니다."

## 2. 진료에 대한 공포심이나 두려움이 있는지 묻는다.

진료를 행함에 있어 병의 종류와 경중 못지 않게 중요하게 고려해야 할 부분이 있는데, 바로 환자의 심리상태다. 자신의 질환에 대해 어떻게 생각하고 있는지를 물어보고 진료나 병원에 대한 오해가 있다면 바로잡아준다. 만약 고객이 진료에 들어가기 전부터 경직된 반응을 보인다면 따뜻하고 친근한 대화로 공포심을 덜어주고 대기시간이나마 심리적으로 안정을 취할 수 있도록 배려해준다. 상담을 마친 후엔 진료부 한편에 고객의 심리상태를 기술해 놓음으로써 진료실에서 보다 유연한 진료가 이루어질 수 있도록 한다.

미주알 고주알

### 심리상태 어떻게 물어볼까?

병원을 처음 찾는 고객들은 정확한 원인을 모르기 때문에 표현을 잘 못하거나 무조건 병원에 의지하려는 태도로 일관하는 경우가 많다. 때문에 고객상담의 베테랑이라 할지라도 고객의 심리상태 단번에 파악하기란 결코 쉬운 일이 아니다. 그렇다고 대놓고 '지금 심리상태가 어떻습니까? 혹시 두려움이나 공포심을 가지고 있습니까?'하고 물어볼 수도 없는 일이다. 초보응대자를 위해 고객심리상태를 파악할 수 있는 한가지 팁을 알려 줄까 한다. 방법은 간단하다. 넘겨짚어 질문하는 것이다.

발목을 접 질려 온 학생이 있다면, "발목이 이렇게 부을 정도면 걷기 많이 불편했을 텐데, 병원까지 어떻게 왔나요?"', 피부가려움 때문에 찾아온 고객이 있다면 "이런 상태면 가려움 때문에 밤에 잠들기도 힘들었을 텐데 지난 밤 잘 주무셨나요?"하고 먼저 물어본다. 그러면 대부분 "말도 마세요. 그냥 서있기도 힘들어요. 도저히 버스를 기다릴 수 없어서 택시 타고 왔어요. 발목을 조금만 움직여도 너무 욱신거려서 참을 수가 없어요. 혹시 잘못되지 않을까 너무 무서워요.", "두 시간도 채 못 잔 것 같아요. 얼굴이 가렵기도 하지만, 흉터 때문에 얼마나 걱정이 되는지 도저히 잠을 이룰 수가 없더라고요. 흉터가 남지는 않겠죠?"라며 좀더 편하게 속내를 표현하게 될 것이다.

## 3. 소개자에 대하여 묻는다.

어떤 마케팅방법이 잘 먹혔는지, 혹은 소개자를 알아내서 포상하겠다는 뜻으로 물어보는 것이 아니다. 매개체를 활용한 고객과의 공통분모를 만들기 위한 것이다. "이건호씨 소개로 왔는데요." 라고 누구를 지목하여 대답하면 "아~ 이건호씨요? 일전에 발목치료 받고 완쾌되어 퇴원하셨는데, 그분 소개로 오셨다니, 더욱 반가운데요."라고 응수해줌으로써 보이지 않는 소개자가 서로를 이어주는 매개체 역할을 하게 된다.

만약 소개자 없이 "길 건너에서 제과점을 하고 있는데, 간판보고……."라고 한다면 "혹시 이 앞에 파리바게트 맞으세요? 저도 몇 번 갔었는데……. 제가 모카 빵을 제일 좋아하거든요." 등의 이야기로 보다 친근한 관계를 형성할 수 있다.

미주왈 고주왈

### 건너뛰기도 때로는 묘책이 될 수 있다

초진을 대하다 보면 질문에 소극적으로 답하거나 질문자체를 회피하는 고객들이 종종 있다. '그런 것까지 이야기해야 하나요?', '그냥 원장님 만나서 이야기 하면 안 될까요?' 하는 식의 반응이 있을 수 있다는 것이다. 이 경우 상대방을 무시하는 게 아니라 개인의 프라이버시 때문에 그러는 것이니 너무 서운해 하지 말자. 병원에서 일하는 사람들에겐 늘 상 겪는 일이지만, 병원을 처음 찾는 이들에겐 흔한 몸살감기라 할지라도 마음이 무거울 수밖에 없다. 특히 성병이나 여성질환 같은 질병의 경우 노출된 공간에서 미주알고주알 이야기해야 한다는 것은 또 다른 스트레스가 될 수 있다. 이런 경우 1~3번을 최대한 짧게 넘기고 빨리 담당 의사를 만나게 해주는 것이 좋다.

## 4. 진료에 필요한 신상명세를 묻는다.

고객의 고통과 심리상태를 파악하고 공통분모 찾기까지 무리 없이 마쳤다면 진료에 필요한 행정절차에 들어간다. 초진인지 재진이지 모를 경우 이번 순서에서 확인한다. “실례지만 우리 병원이 오늘 처음이십니까?

(초진일 경우) 네, 만나 뵙게 되어 반갑습니다. 보다 나은 진료를 위해 필요한 몇 가지만 여쭙겠습니다.

(재진일 경우) 예전 진료기록을 확인해 보겠습니다. 잠시만 기다려 주십시오. 지난번에도 허리가 안 좋으셔서 몇 번 치료를 받으셨네요. 이번에 치료가 잘 되어서 허리통증이 완전히 사라지길 바랍니다.”와 같이 친근하게 대화를 이끌어 간다.

미주알 고주알

### 쪽지문화 없애기 캠페인

접수할 때 환자에게 신상명세를 적어달라며 쪽지를 내미는 것이 언젠가부터 고유의 행정처리 인양 굳혀가는 모양새다. 컴퓨터가 보급되기 전 진료부작성은 간호사와 고객이 머리를 마주하고 일일이 묻고 답해가며 만드는 커뮤니케이션 업무였다. 90년대 중반 전자진료부가 보급되면서 종이 진료부 대신 큼지막한 모니터가 데스크 한편에 자리를 차지하기 시작했고, 이후 빠른 전산입력이라는 명목으로 환자에게 쪽지를 내밀기 시작한 것이 지금의 이상한 접수문화를 만들어냈다. 요즘에는 이름이나 주민번호와 같은 비교적 간단한 신상정보뿐만 아니라 증상이나 과거력까지 직접 적어줄 것을 요구하기도 하고, 심지어 작성하는데 만 십여 분이 소요되는 빽빽한 설문지를 내미는 경우도 있다.

미주왈 고주왈

필자가 요즘 범국민적으로 펼치고 있는 캠페인이 있는데, 바로 이 쪽지를 없애는 것이다.

쪽지를 건네는 것에는 어떤 편익이 있을까? 환자가 직접 작성해야 함으로 전산입력을 해야 하는 응대자가 어느 정도 시간을 절약할 수 있다는 이점이 있다. 하지만 그건 명백한 핑계다. 로컬에서 그 정도 시간도 아껴야 할 만큼 환자들이 몰려든다면 쪽지를 내밀기보다는 직원을 충원하는 게 옳다. 몸이 불편한 환자에게 서서 혹은 쭈그리고 앉아 무언가를 작성해야 한다는 것은 분명 또 다른 고통일 게다.

유헬스케어시대를 목전에 둔 지금 진료의 많은 부분을 첨단의료기술이 대신한다. 과학이 질병 없는 사회로 견인차 역할을 하고 있다지만 인간미 없는 병원은 상상할 수조차 없다. 미래에도 마찬가지다.

이 글을 읽고 있는 여러분의 데스크 한편에 쪽지가 쌓여있다면 당장 치워버리자. 서서 마주보며 접수 받을 여건이 안 된다면 고객이 앉아있는 소파 옆자리라도 상관없다. 지금부터라도 오감으로 주고받는 이야기를 나눠보자.

## 5. 검사항목 및 치료절차를 알려준다.

행정적인 접수가 끝나면 고객이 받게 될 검사항목과 치료절차에 대해 알려준다. 의사 문진에 앞서 대략적인 진료과정을 설명해 줌으로써 초조함을 덜어주고 대기시간에 약간이나마 심리적 안정을 취할 수 있도록 배려해준다.

"제가 보기에는 운전자세로 인한 요통인 듯 합니다. 원장님과 상담 후에 정확한 치료과정이 정해지겠습니다만, 핫팩이나 전기치료 등과 같은 물리 치료를 받으시게 될 것 같습니다. 경중에 따라 근육주사를 맞거나 엑스레이 촬영을 할 수도 있습니다."

미주왈 고주왈

## 아웃백과 병원의 대기시간 차이

연인들의 필수 데이트코스이면서 가족이나 절친한 친구들끼리 모이는 행사장인 패밀리레스토랑. 음식가격이 제법 비싸지만, 맛이나 분위기 때문에 저녁시간 때는 예약을 미리 하지 않으면 보통 2~30분을 기다려야 할 정도로 인기가 좋다. 예약을 하지 못한 이들은 매장에서 마련한 작은 대기실에 앉아 있거나 매장 주변을 산책하며 순서를 기다린다. 언듯 보면 병원의 진료대기와 분위기가 비슷하다. 어느 날인가 패밀리레스토랑 대기실에 앉아있다가 흥미로운 점 한 가지를 발견했다. 병원과 달리 대기실에 인상 쓰고 있는 사람이 없다는 점이다. 2~30분 장시간을 기다려야 하는 사람들임에도 얼굴엔 즐거움이 줄줄 흐르고 있었다. 데스크에 와서 따지는 사람도, 보채는 사람도 없다. 도대체 뭐가 다른 것일까?

우선 무엇을 해결하러 온 것인가에 대한 질문을 먼저 해볼 필요가 있다. 허기진 배를 채우겠다는 생리적 욕구가 지배적 이였다면 분명 그들도 대기실에서 오만상을 쓰고 있었을 것이다. 몇 분 간격으로 데스크로 찾아가 언제 밥을 먹을 수 있느냐고 물어봤을 테고 안내하는 직원과 실랑이를 벌이기도 했을 것이다. 하지만, 그들은 당장의 먹을 것보다는 문화와 스타일을 원하기에 여유가 있다. 또 한 가지, 아는 것과 모르는 것에 대한 차가 있다. 패밀리레스토랑을 찾은 사람은 입장하기 전에 이미 안쪽 상황에 대해 잘 알고 있을 터다. 안에 분위기가 어떤지, 어떤 빵이 나오는지 어떤 소스가 달콤하며 스테이크의 맛이 어떤지도 대충 잘 알고 있다. 필자의 측근 중엔 매뉴판을 달달 외우는 사람도 있다. 그러나 병원 대기실은 다르다. 불편한 몸도 몸이지만 대기실 안쪽 저편에서 무슨 일이 벌어질지 도무지 종잡을 수가 없다. 기껏해야 아픈 주사를 맞는 다는 사실 정도를 예상할 뿐이다. 동네의원에서 매스를 대고 절계를 하는 것도 아닌데, 대기환자의 마음은 이미 수술방에 누워있다. 환자는 무사히, 그리고 빨리 병원을 벗어나고 싶어 하는 마음에 애간장이 탄다. 어쩌면 레스토랑과 병원을 비교한다는 것 자체가 무리일지도 모른다.

비교는 이쯤하고, 패밀리레스토랑을 거울삼아 병원 대기실에 있는 사람들의 표정을 좀 더 편안하게 만들 방법이 없을까? 답은 간단하다. 고통이나 불안감 같은 생리적인 욕구를 스스로 다스릴 수 있도록 안락한 환경을 조성해주고 치료실 저편에 무슨 일이 일어날지

**미주왈 고주왈**

미리 일러주어 대기 시간이나마 심리적인 안정을 취할 수 있도록 해주면 된다. 조금 더 구체적으로 알려 달라? 무슨 말씀! 여러분이 맡고 있는 대기실은 여러분이 잘 알 터. 우리병원을 찾는 고객의 유형과 행동을 충분히 검토해보고 스스로 해답을 찾아보라.

## 6. 대기시간을 알려준다.

"잠시 기다리시겠습니까?", "좀 있다 부르면 들어가세요." 등의 기약 없는 말보다는 자신의 경험에 비추어 계산해본 다음 각실 별 대기상황을 종합하여 분단위로 보다 정확하게 대기시간을 알려준다. 대기시간을 알려줄 때는 계산한 시간보다 1~2분 정도 여유 있게 알려주고, 알려준 시간보다 지연될 경우 시간을 초과하기 전에 고객에게 직접 다가가서 양해를 구한다.

"고객님 정말 죄송합니다. 좀 전에 제가 8분 정도라고 말씀 드렸는데 갑자기 응급상황이 발생해서 2~3분 정도 지연될 것 같습니다. 괜찮으시겠습니까?"

## 7. 편의시설이나 자율 검사기기 사용법을 알려준다.

모든 접수과정이 끝나면 마련해 놓은 편의시설을 안내해 준다. 어린이 놀이방은 어디에 있으며, 차는 어떤 종류가 준비되어 있는지, 혈압계나 발 마사지기 같은 자율의료기기는 어떻게 사용하는지 알려주고 시간적 여유가 된다면 담당코디네이터가 직접 오퍼레이팅해주는 것이 좋다.

# 초진고객 응대 팁

## 1. 병원을 대표한다는 자세로 품위 있게 행동한다.

병 의원에서 면대 면으로 고객을 응대하는 첫 번째 접점은 안내데스크이다. 데스크에서의 응대는 고객만족의 첫 단추와 같다. 데스크직원의 불친절은 곧바로 원장실을 거쳐 치료실로 이어지고 진료를 받는 동안 반전시킬 만큼의 감흥을 주지 못하면 고객은 불신을 해소하지 못한 채 병원 문을 나서게 된다. 전문 서비스교육을 받은 병원코디네이터에게 데스크를 맡기는 이유가 바로 여기에 있다.

처음으로 고객을 맞이하는 요원은 자신이 병원의 첫인상이라는 사실을 잊어서는 안 된다. 몇 번 마주한 적이 있거나 안면이 있는 고객에게는 친근하고 다정하게 대해주어야 하지만 초진고객의 경우 스킨십과 같은 적극적인 애착행위보다는 어느 정도의 품위를 유지하는 가운데 친절하고 따뜻하게 응대하는 것이 좋다.

미주왈 고주왈

## 품위를 만들어 주는 에티켓 그 두 가지 유래

**※ 유래 1. 베르사유궁전에서 귀족들의 출입증 티켓에서 유래되었다.**

루이 14세가 통치하던 17세기 베르사유궁전은 입출인을 관리하기 위해 티켓을 발행했다고 한다. 이 티켓은 귀족의 품계를 나타내는 증명서와 같은 역할을 했으며, 티켓 뒤에 궁궐에서 지켜야 할 예절을 표시해 놓음으로써 예절 가이드라인을 제시하기도 했다. 현재에 이르러서도 에티켓이라는 말은 예절, 예법 이라는 뜻으로 사용되고 있으며 세련된 몸가짐과 고상함을 표현하는 수단으로, 다른 사람으로부터 호감과 존경을 받는 사람들의 행동 방식으로 인식되고 있다.

**※ 유래 2. 불어인 'Estipuier'(나무말뚝에 붙인 출입금지)라는 의미에서 유래되었다.**

절대권력만큼이나 귀족과 영주들의 도전에 대한 걱정이 컸던 루이 14세는 귀족들을 베르사유 궁전 근처에 살도록 유도하는 한편, 회유차원에서 궁전 내에 각종연회를 베풀어 귀족들과 가까워지도록 노력하였다. 기록에 따르면 당시 하루 평균 1만 명이 넘는 귀족들이 궁전문을 넘었을 정도로 많은 이들이 연회를 찾았다고 한다. 하지만, 내방객의 수에 비해 화장실이 턱없이 부족한 탓에 궁궐을 찾은 사람들은 급한 일이 생길 때마다 볼일을 볼 만한 한적한 곳을 찾아 다녔고 넓고 아기자기한 정원은 점점 인분으로 오염되어 갔다. 아름다움과 꾸미기를 좋아하는 루이 14세는 자신이 애써 가꿔온 정원이 훼손 되는 것을 더 이상 용인할 수가 없었다. 급기야 정원 앞에는 들어가지 말 것을 호소하는 나무 푯말(Estipuier)이 세워졌는데, 이 것이 유래가 되어 상황과 지위에 걸 맞는 행동규범을 의미하는 말로 쓰여지고 있다.

## 2. 고객의 편에 서서 생각한다.

"고객과 입장을 바꾸어 보라."라는 역지사지(易地思之)와 혼돈하기 쉬운데, 입장을 바꾸어 보라는 의미가 아니라 고객의 곁에서 안내자로서, 매니저로서 응대하라는 이야기다. 원 내 모든 시스템을 이해하고, 병리학적 언어를 해석해낼 만큼 병원문화에 통달했다면 모를까 병원을 처음 찾은 고객이라면 누구나 친절한 안내자가 필요하다. 진료안내는 코디네이터에게 주어진 중요한 임무중 하나다. 훌륭한 안내자가 되려면 고객의 눈높이에 맞춘 커뮤니케이션 능력이 뒤따라야 한다. 말을 끝까지 성의 있게 들어주는 것이 중요하며, 지금 고객이 필요로 하는 게 무엇인지 의중을 재빠르게 캐치하는 센스도 필요하다.

미주왈 고주왈

## 마주보기 보다 옆에 서야 하는 이유

선배강사입장으로 참가한 시범강의모임에서 필자가 인터넷에 배포한 '초진환자응대법'이라는 프리젠테이션을 그대로 이용해 시범강의를 하는 예비강사를 만난 적이 있다. 처음엔 반가운 마음이 앞섰는데, 강의를 듣고 있자니 암담하기 짝이 없었다. '고객의 편에서 생각하라.'는 문구가 나오자 여지없이 역지사지가 튀어 나왔다. "환자랑 입장이 바뀌었다고 생각해보세요. 얼마나 기분이 나쁘겠습니까?"하는 대목에선 웃음이 지어졌다.

고객 상담을 하다 보면 역지사지의 정신이 필요할 때가 있다. 하지만, 코디네이터는 마주보는 사람이라기보다 옆에 서는 사람에 가깝다. 낯선 병원환경에서 고객에게 가장 필요한 건 안내자요 진료매니저일 것이다. 고객의 불편함을 먼저 살펴 편안하게 진료를 받을 수 있도록 배려하고 이해하기 힘든 병원언어를 고객의 언어로 번역해주는 가이드가 바로 병원코디네이터다.

방송가에서도 코디네이터라는 이름의 직업이 있다. 연예인이 입을 옷을 골라주고 메이크업을 지도해주는 그들. 그들은 결코 연예인과 입장을 바꿔서 생각하지는 않는다. 매 순간 담당하고 있는 연예인에 맞추어 생각하고 움직인다. 모 드라마에서 배용준이 둘렀던 빨간 목도리는 코디네이터의 목이 아닌 배용준에 목에 잘 어울렸기 때문엔 선택된 것이다.

## 3. 먼저 말을 건 낸다.

당연한 이야기라고 생각할지 모르지만 고객이 문을 열고 들어와 접수대 앞에서 제스처를 취하기 전까지 꼼짝하지 않는 직원들이 의외로 많이 있다. 휴대폰을 붙들고 있거나 인터넷쇼핑을 즐기다 응대를 놓치는 경우가 있는지는 모르겠지만, 대부분의 경우에는 업무로 바쁘거나 다른 환자를 보고 있기 때문일 것이다. 하지만 그건 내 사정일 뿐 고객의 눈에는 무관심으로밖에 비춰지지 않는다. 초진고객이 들어오는 것을 눈치 채면 몇 초만이라도 할애해서 먼저 인사를 건네 보자.

"고객님 안녕하세요! 잠시만 앉아서 기다리시겠습니까? 앞에 분 접수 끝나면 바로 안내해드리겠습니다."

미주왈 고주왈

### 저는 꼭 먼저 말을 겁니다!

"데스크를 맡고 있는 선생님들 중에 혹시 고객이 병원에 들어서면 먼저 말을 건네지 않는 분이 계십니까?"

하나마나 한 질문이지만, 초진환자응대법을 강의할 때마다 수강생들에게 꼭 물어보는 말이다. 왜 하나마나 한 질문일까? 지금까지 수업을 들었던 수백 명의 수강생들 중에 "예. 저는 고객에게 먼저 말을 건네지 않는 경우가 더러 있습니다."라고 대답한 사람이 한 명도 없었기 때문이다. 솔직히 앞으로도 없을 듯하다. 대신 "여러분들이나 가족이 아파서 병원을 찾았을 때 먼저 말을 걸지 않는 경우를 본적이 있습니까?"라는 질문에는 대체로 그런 적이 있다고 대답한다. 심지어 거의 모든 병원에서 먼저 말을 걸지 않았다고 대답한 사람도 있었다.

미주왈 고주왈

서비스 선상에서 내가 보는 나와 남이 보는 나는 엄연히 틀리다. 두 가지를 일치시키기 위해서는 지구 밖에서부터 천천히 확대해가며 지금 서있는 내 모습을 들여다 볼 필요가 있다.

## 4. 편안한 마음이 들도록 응대한다.

각이 없는 인테리어, 따뜻한 조명, 잔잔한 음악 등 병원 내 시설이 고객편의를 위해서 진화를 거듭하고 있다. 응대도 마찬가지다. 말투와 표정, 옷차림, 미소, 눈빛 등 내가 가지고 있는 모든 것을 이용해서 최대한 고객이 편안함을 느낄 수 있도록 노력해보자. 마음을 편안하게 만드는 응대는 불안감을 해소하는데 도움을 줄 뿐만 아니라 병원에 대한 신뢰감을 높이고 나아가 치료만족향상에도 능력을 발휘하게 될 것이다.

미주왈 고주왈

### 병원에선 어떤 음악이 좋을까?

병원은 클래식이나 뉴에이지와 같은 잔잔한 음악을 선호한다. 심리적 안정감을 주기 때문이다. 하지만, 우리가 간과하고 있는 것이 하나 있다. 피아노선율의 뭉뚱그래한 리듬이 모두에게 안정감을 주는 것은 아니라는 것이다. 병원은 다양한 연령대가 찾는 곳이다. 연령대마다 안정을 주는 음악이 다 다르다. 모차르트의 자장가가 누군가에게 심리적 안정을 줄 수도 있을지 몰라도 누군가에게는 대기시간을 두 배로 늘리는 지루하기 짝이 없는 듣기 싫은 소음일 수도 있다. 전문가들은 잔잔하고 소프트한 음악가운데 연령대 별로

**미주왈 고주왈**

세분화 할 필요가 있다고 말한다. 다양한 연령대가 모이는 병원의 경우 클래식만 반복해서 들려줄 것이 아니라 클래식 - 샹송 - 발라드 - 뉴에이지 - 올드팝 등을 번갈아 가면서 들려주는 것이 가장 이상적이다. 음악을 고를 때는 낙차가 큰 음악은 배제하고 귀에 익은 음악 중에서 선정하는 것이 좋다.

## 5. 고객의 이름과 얼굴을 기억하도록 노력한다.

진료의 특성에 따라 다소 차이가 있지만, 초진의 경우 짧게는 다음날부터 길게는 몇 주안에 재진을 권유받게 된다. 며칠 뒤 고객이 다시 내 앞에 섰을 때 "신광식님 안녕하세요! 허리는 좀 어떠세요?", "한동진님 어제는 왜 안 오셨어요? 오실 줄 알고 기다렸었는데…….."라고 이름을 불러준다면 고객은 병원에 대해서 친근함을 느끼게 될 테고, 만족감과 더불어 나에게 관심이 많구나 하는 생각에 보다 적극적으로 치료에 임하게 될 것이다. 예약날짜에 미리 메모를 해놓거나 PC캠으로 고객의 사진을 촬영해 놓는 등 고객을 보다 잘 기억하기 위한 자신만의 노하우를 키워보자.

미주왈 고주왈

### 이름 불러주기의 효과

"환자의 이름을 불러주는 게 고객만족에 몇 퍼센트 정도의 효과가 있을까요?"

수업중간에 뜬금없는 질문을 하는 수강생들이 종종 있다.

"고교시절 첫 교시에 한눈에 반하게 만든 문학 선생님이 두 번째 시간에 자신의 이름을 똑똑히 불러줬을 때와 같은 퍼센트의 만족이 있지요."

강사의 대답 역시 뜬금 없을 수밖에…….

쉬어가는 터

# 갈비집, 와인 바 그리고 병원?

필자가 자주 가는 갈비집이 있다. 맛도 맛이지만, 직원들이 모두 친절한데다 시원시원한 응대가 좋아 회식이 있을 때나 손님이 찾아올 때면 어김없이 그 집을 찾는다. 신발정리는 기본이고, 고기가 눌어붙기 전에 알아서 불판을 갈아준다거나 반찬이 떨어지기 무섭게 채워주는 등 점원을 부를 일이 거의 없을 정도로 날쌘 서비스를 제공한다.

어느 날엔가 날쌘돌이 점원을 보면서 엉뚱한 상상을 해본 적이 있다. 불판을 갈아주고 사라질 것이 아니라 고객의 옆자리에 앉아 함께 이야기를 나눈다면 어떨까? 준비해 온 술병과 소주잔을 꺼내 들며 커뮤니케이션을 시도한다면 이런 행동도 서비스가 될 수 있을까? 말도 안 되는 상상에 웃음이 절로 나왔다. 고객은 당연히 '뭐 이런 가게가 있어!' 하며 언짢아 했을 게 분명하다.

하지만, 이러한 다소 오버스러운 서비스가 통하는 곳이 있다. 얼마 전 친구의 손에 이끌려 와인바에 간 적이 있었는데 이쪽 점원은 상품보다 커뮤니케이션 기술로 고객에 압도하고 있었다. '마른안주랑 소주 한 병이요.'처럼 간단한 주문밖에 해 본 적이 없는 필자는 주문을 하는 순간부터 어리둥절해 할 수밖에 없었다.

## 쉬어가는 터

몇 년 산인지, 어느 나라 어느 지방에서 나온 건지를 일일이 묻고 답하기가 몇 분이고, 재고를 확인하기 위해 창고로 세 번의 걸음을 왕복한 후 주문이 체결되었다. 잠시 후 점원의 손에 먼지가 뽀얗게 쌓인 와인이 들려 나왔고 고객 앞에서 먼지를 닦아낸 뒤 직접 코르크 마개를 따더니 시음을 권하며 직접 잔에 따라주는 게 아닌가?

시음을 하는 동안에도 여전히 곁에 남아 이탈리아 남부 어느 지방에서 어떤 조건에 의해 출하된 제품이며 어떤 맛인지 추상화해설 같은 설명을 십여 분간이나 설파한 뒤 돌아갔다. 갈비집에서 했으면 분명 짜증내고도 남았을 법한 행동이 와인바에서는 아주 친절하고 훌륭한 서비스로 통하고 있었다.

이처럼 고객을 응대하는 곳에는 각각의 서비스 가이드라인이 따로 있다. 갈비집의 서비스가 고객의 불편을 미리 살피는 수발에 가깝다면 와인 바의 서비스는 커뮤니케이션을 필두로 한 지식전달에 가깝다. 담배를 팔아 생계를 유지한다는 공통점이 있지만, 동네 담배 가게와 시가클럽이 완전 다른 세상인 것처럼 말이다.

병원의 서비스는 어느 영역에 속할까? 와인바처럼 고급이며 전문적이 쪽을 지향할까? 갈비집처럼 수발에 가까울까? 의료서비스의 특성을 설명할 때 '고도로 전문화 되어있다.'라는 표현을 자주 쓴다.

하지만 실제로 병원에서 제공하는 서비스는 뇌 깊숙한 곳에 숨어 있는 종양을 제거 하는 전문수술에서부터 환자의 배변을 확인하고 처리하는 등의 위생관리에 이르기까지 방대한 영역을 갖는다.

고객입장에 보면 어려운 의술 만큼이나 자신을 친절하고 꼼꼼하게 돌봐 주는 것 또한 중요하게 생각한다. 병원에 토털서비스를 구축해야 한다고 피력하는 이유가 여기에 있다.

# chapter. 3

## 고객만족의 조언자
# 불만고객응대법



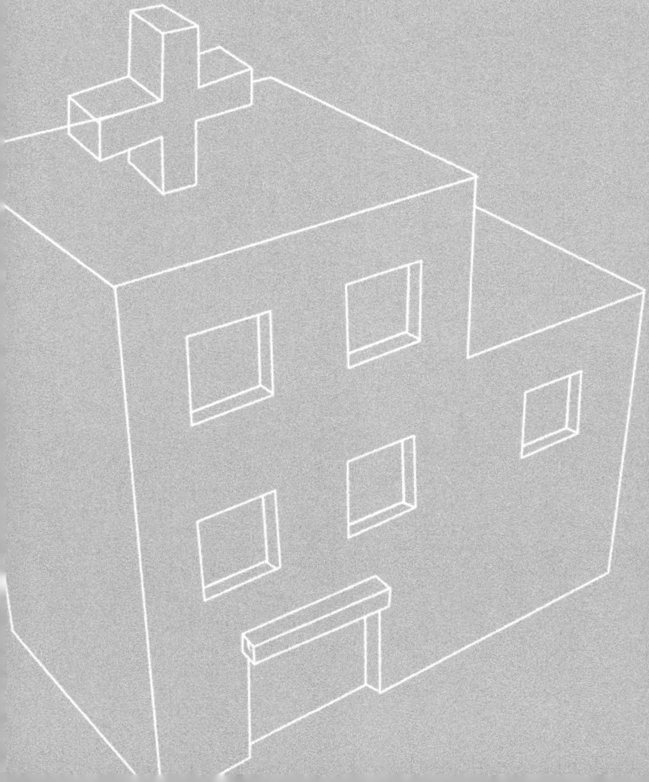

# 제가 진상손님인가요?

병원장을 만나기 위해 거래처 정형외과를 찾았을 때의 일이다. 접수대 앞에서 한 여성이 비아냥거리는 말투로 불만을 토로하고 있었고, 코디네이터는 애써 불쾌함을 참으며 고객을 진정시키느냐 진땀을 빼고 있었다. 고객이 치료실로 들어간 뒤 코디네이터에게 다가가 무슨 일이 있었는지 물어보았다. 지난주 허리통증 때문에 물리치료를 받은 고객인데 차도가 없어서 다음 날 한의원에서 침 몇 방 맞았더니 상태가 좋아졌다면서 의사와 물리치료사의 실력을 운운하며 한참을 비아냥거렸다는 것이다.

"그렇게 잘 치료하면 그냥 한의원이나 다닐 것이지 우리 병원은 왜 또 왔대? 아침부터 참……."

"그렇게 잘 치료하면 그냥 한의원이나 다닐 것이지 우리 병원은 왜 또 왔대? 아침부터 참……."

어이없다는 표정을 짓던 직원은 환자의 것으로 보이는 진료부 한 귀퉁이에 연필로 'JS'라는 이니셜을 적어 원장실로 향했다. 잠시 후 원장과 면담하는 중에 'JS'가 접수대 직원과 병원장이 주고받는 일종의 암호로 '진상손님'의 약자임을 알았다. 병원을 나서는 길에 조명을 받으며 애처로이 걸려 있는 캐치프레이즈가 눈에 띄었다.

"내 가족을 돌보듯 정성을 다하겠습니다."

다른 병원과 가격 차이를 운운하는 사람, 직원의 태도를 못 마땅히 여기는 사람, 대기시간이 너무 길다며 따져 묻는 사람. 이들을 일컬어 불만고객이라고 한다. 병원입장에서 보면 시비 거는 모든 사람이 불만고객인 셈이다. 하지만, 고객입장에서 보면 병원을 상대로 지불한 만큼의 가치를 요구하는 지극히 정상적인 구매활동일 뿐이다. 철저하게 관리하고 만족으로 이끌어가야 할 주요한 고객이라는 점에서 오히려 VIP에 가깝다.

실제로 고객불만은 병원의 발전과 경쟁력 향상에 중요한 역할을 해낸다. 불만을 해결하는 과정에서 미처 알지 못했던 병원의 문제점을 파악할 수 있고 취약점을 개선함으로써 품질을 높일 수 있는 기회를 얻을 수도 있다. 경우에 따라선 불만을 처리하는 과정에 오히려 고객과의 유대가 돈독해지기도 한다.

의료서비스는 질 측정이 어렵고 개개인마다 만족요건이 다르기 때문에 병원입장에서 완벽하고 만족스러운 서비스를 제공했다 하더라도 불만은 얼마든지 발생할 수 있다.

의료서비스는 질 측정이 어렵고 개개인마다 만족요건이 다르기 때문에 병원입장에서 완벽하고 만족스러운 서비스를 제공했다 하더라도 불만은 얼마든지 발생할 수 있다. 간혹 자신의 불찰이 들통 날까 두려운 나머지 무조건 피하거나 덮어두려 하는 경우가 있는데 불씨가 커지기 전에 막으려면 즉각적이고 적극적인 행동이 뒤따라야 한다.

이번 장에서 불만고객이란 누구이며, 병원에서 느끼는 불만에는 어떤 것들이 있고, 그것을 해결하기 위한 방법에는 무엇이 있는지 살펴보자.

# 병원의 불만은 따로 있다

## 1. 불만은 어디서 나오는 것일까?

고객 불만은 크게 병원의 문제, 응대에 대한 문제 그리고 고객 자신의 문제로 나눠진다. 병원의 문제는 의료비, 접근성, 위생, 대기시간과 같이 병원의 시스템에서 비롯된 것이며, 응대에 대한 문제는 불친절, 업무미숙, 책임전가 등 고객응대과정에서 생겨난 것들이다. 고객자신의 문제는 고객의 오해로 생겨난 불만을 말하는데, 이 역시 병원의 정보전달 미숙이나 설명 불충분이 주원인 경우가 많다. 이 중 고객이 가장 많이 토로하는 불만은 무엇일까? 단연 응대과정에서 생긴 불만의 비율이 가장 높다. 조사결과 불만고객의 65%가 응대과정을 문제로 삼았다고 한다.

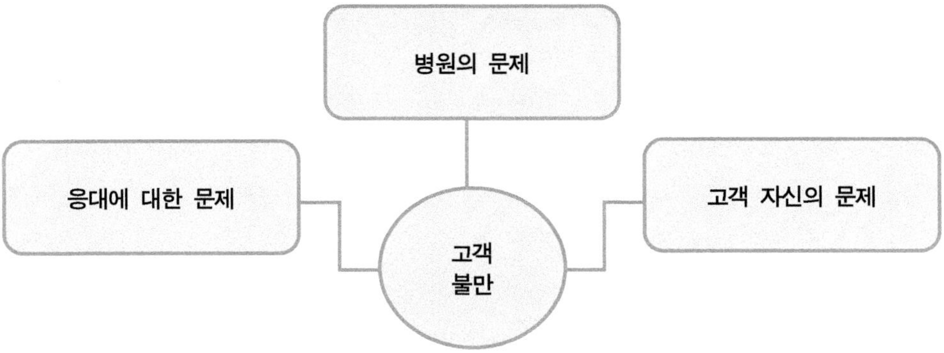


## 2. 불만의 악순환 고리

앞장에서 만족한 초진환자가 병원의 PR요원이 되어 새로운 고객을 맞이한다는 모범적인 사이클에 대해 언급한 바 있다. 불만 사이클은 이와 정반대다. 불만을 제대로 해결해 주지 못하고 등을 돌리는 순간 고객은 부정적인 소문을 뿌리고 다니는 테러리스트로 돌변한다. 이들은 여러 인맥을 통해 대략 스무 명에게 나쁜 소문을 전하고, 스무 명은 또다시 다섯 명에게 소문을 퍼트린다. 이를 가리켜 불만의 일당백효과(1명 × 20명 × 5명 = 100명)라고 한다. 소문이 인터넷을 통하여 퍼지게 될 경우 부지불식간에 일당만이 될 수도 있다.

병원을 찾는 고객은 긍정적인 소문보다 부정적인 소문에 민감하게 반응하는 경향이 있다. 부정적인 구전은 매출하락으로 이어지고, 경영난은 결국 인원감축으로 이어져 병원은 존폐의 기로로 내몰리게 된다. 의료기관의 시장퇴출은 이런 식으로 찾아 든다.

〈불만고객 사이클〉

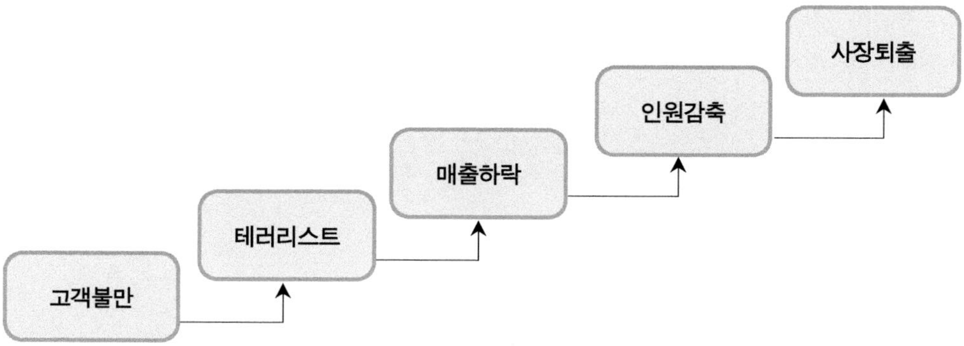


## 3. 불만고객은 빙산이다

"우리병원엔 불평하는 고객이 한 명도 없어요."

고객만족도를 묻는 질문에 병원관계자가 높은 고객만족도를 우회적으로 표현했던 말이다. 이 관계자의 말처럼 불평의 목소리가 없다고 해서 불만도 없는 것으로 결론지을 수 있을까? 천만의 말씀이다. 병원은 백화점 쇼핑이나 레스토랑과 달리 몸과 건강을 의탁해야 한다는 전제조건이 따른다. 자신의 건강과 생명을 맡긴 사람에게 인상 구겨가며 불만을 토로하기가 어디 쉬운 일이겠는가? 보여 지는 부분보다 물밑에 숨어 있는 부분이 더 큰 빙산처럼 불만을 표현하는 고객보다 침묵으로 일관하는 고객이 더 많은 곳이 병원이다. 생명과 직결되는 문제일수록, 권위를 내세울수록 이러한 경향은 짙어 진다. 겉으로 표현하지 않는다 하더라도 가슴에 불만을 품은 고객은 조용히 다른 병원으로 발길을 돌리거나 병원을 떠날 준비를 하게 된다. 숨어있는 불만을 찾으려면 접수대 요즘처럼 요구가 각양각색인 세상에는 조그만 부주의와 작은 언짢음에도 고객은 냉정하게 등을 돌린다.

앞에서 따져 묻는 고객뿐만 아니라 재진으로 연결되지 않는 고객, 치료를 끝마치기 전 발길을 끊는 고객에게도 관심을 가져야 한다.

요즘처럼 요구가 각양각색인 세상에는 조그만 부주의와 작은 언짢음에도 고객은 냉정하게 등을 돌린다. '에어컨바람이 너무 약해요.', '주차장에 차대기가 힘드네요.', '화장실 말고는 손 씻을 데가 없나요?' 등 사소한 불평도 고객 불만으로 간주해야 한다.

# 불만고객 응대에도 규칙은 있다

불만고객응대에 유독 뛰어난 사람들이 있다. 금방이라도 터질 듯 화가 난 사람도 이들 앞에서는 이내 순한 양으로 변한다. 같은 훈계라도 이 사람이 하면 왠지 기분이 나쁘지 않을 것 같은 응대의 달인들. 그들은 친절한 유전자를 따로 받고 태어난 것일까? 인간은 누구나 울부짖으며 태어난다. 생후 얼마간은 떼쓰는 것만으로도 원하는 것 모두를 얻을 수 있지만 얼마 못 되어 영원하지 않음을 알게 된다.

인과응보를 깨닫는 어느 날부터 원하는 것을 얻기 위해 어떻게 해야 할지 고민하게 되고 수많은 시행착오를 거치면서 비로소 성숙한 인간으로 자라나게 된다. 시련과 노력만이 응대의 달인을 만든다. 이미 십 수 년을 트레이닝 없이 살아 불친절이 몸에 밴 사람들은 어떻게 해야 할까? 지금부터라도 노력해 볼 사람들을 위해 불만고객 응대순서와 병원에서 응용할 수 있는 몇 가지 팁을 알려주겠다.

## 1. 신속하게 접수한다.

작은 불만일지라도 응대가 불성실하거나 아무도 자신의 말을 들어주지 않는다는 생각이 들면 상황이 걷잡을 수없이 증폭될 수 있다. 불만고객은 담당자가 따로 없다. 불만고객을 가장먼저 인지한 직원이 불만접수에 우선권을 갖는다. 다른 일을 하고 있더라도 고객이 불만을 토로하는 상황이 발생했을 때에는 잠시라도 짬을 내어 불만고객을 먼저 응대해야 한다. 불만고객은 대체로 휘발성이다. 첫 대면자의 태도에 따라 폭발시킬 수도, 다시 기름통에 담을 수도 있음을 명심하자.

다른 일을 하고 있더라도 고객이 불만을 토로하는 상황이 발생했을 때에는 잠시라도 짬을 내어 불만고객을 먼저 응대해야 한다.

## 2. 일단 사과부터 한다.

불만고객 앞에서면 잘 잘못을 따지기 전에 무조건 사과부터 하자. 일단 이야기를 다 들어보고 잘못이 있으면 그때 사과하겠다는 미온적인 태도는 금물이다. 설령 고객의 오해로 인한 불만일지라도 오해의 소지를 병원이 제공했으므로 병원사람이 먼저 사과하는 것이 옳다. 고객의 잘못이 99.99라 할지라도 0.01%대한 사과를 먼저 한 후 이야기를 들어 주자. 불만고객과 첫 대면에서는 자세가 제일 중요하다. 경계하는 태도나 퉁명스러운 말투는 오히려 화를 돋울 수 있으므로 사과하는 마음으로 최대한 공손하게 응대를 시작한다.

## 3. 변명보다는 경청하는 자세를 취한다.

진지하게 들어주는 것만으로도 화를 누그러뜨릴 정도로 경청은 막강한 내재적 힘을 가지고 있다. 서운함을 표현하는 고객에게 더할 나위 없는 든든한 지원군이다. 경청을 시작할 때는 하던 일을 잠시 멈추고 고객에게 한 걸음 다가가거나 눈높이를 맞추는 등 이야기를 들어 줄 준비가 되었음을 행동으로 보여준다. 작은 일일지라도 표정은 진지해야 하며 접수대를 사이에 두고 마주하는 것보다 바로 옆에서 어깨를 나란히 하고 이야기를 들어주는 것이 거리감을 좁히는데 유리하다. 가로막기식 변명은 삼가 하고 꼭 해야 할 말이 있더라도 고객의 이야기를 충분히 들어준 뒤 하는 것이 좋다.

## 4. 원인을 분석해본다.

모든 불만에는 원인이 있기 마련이다. "진료비가 너무 비싼 거 아닌가요?", "대기시간을 알려주지도 않고 두 시간이나 기다리게 하는 건 너무하잖아요."처럼 분명한 이유를 제시하기도 하지만, 전체적으로 마음에 들지 않거나 자존심에 상처를 받았다고 느낄 경우 이유를 꼭 집어 말하기 보다 전혀 다른 요소를 꼬집으며 우회적으로 불만을 표현하는 경우도 많다. 때문에 해결사로 나서기 전에 먼저 고객을 진짜 화나게 한 원인을 분석할 필요가 있다. 진짜 이유를 알아내려면 응대자가 먼저 적극적인 커뮤니케이션으로 다가서야 한다.

모든 불만에는 원인이 있기 마련이다.

해결사로 나서기 전에 먼저 고객을 진짜 화나게 한 원인을 분석할 필요가 있다.

"예전과 달리 요즘엔 고객님 표정이 밝지가 않은 것 같아 마음이 아픕니다. 혹시 저희가 소홀했던 점이나 조언해 주실 말씀이 있다면 알려주세요."

## 5. 고객의 말에 동조한다.

고객과 의사소통이 원활하지 못하거나 핑계를 대는 것은 오히려 화를 돋우는 결과를 초래할 수 있다. 불만의 원인을 알아냈다면 변명으로 맞서기보다 고객의 말과 상황에 동조 해주자. 동조는 불만을 누그러뜨리고 상황을 종결하는데 든든한 지원군이 되어 줄 것이다. “저라도 화가 많이 났을 거예요.”, “고객님은 정말 좋은 분 같아요. 저 같았으면 그 자리에서 호통이라도 쳤을 거예요.”하는 식의 동조는 고객의 불만을 충분히 수긍하고 있으며, 고객의 불만이 타당하다는 것을 보여준다. 다만, 잘못된 지식이나 병원시스템을 잘 못 이해해서 생겨난 불만이라면 동조 후 오해가 가시도록 충분한 설명이 뒤따라야 한다.

“그런 방송 때문에 고객님처럼 오해하시는 분들이 많습니다. 저희가 먼저 설명 드렸어야 했는데, 죄송합니다. 메조테라피는 우리가 흔히 생각하는 것과 달리…….”

## 6. 대안을 제시하거나 상관에게 보고한다

불만의 원인도 알아냈고, 고객과의 동조를 통해 정상적인 대화가 가능해졌다면 이제 문제를 해결해주는 일만 남았다. 조정자로서 병원코디네이터가 불만을 해결하는 방법은 크게 두 가지가 있다. “원하시는 시간에 예약을 다시 잡아드리겠습니다.”, “지금 당장 의무기록을 확인해드리겠습니다.”등 과 같이 직접 해결해 주는 방법과 “원장님께 즉시 물어보고 오겠습니다.”, “치료실 코디네이터에게 당부말씀 전하겠습니다.”같이 상의 후 해결이 가능한 방법이 있다. 어느 경우이든지 적극적인 자세를 보여야 하며 즉각 행동으로 보여주는 것이 좋다. 무조건 허락을 받아야 한다는 식으로 회피하거나 내가 알아서 다 해주겠다는 식의 호언장담은 고객의 기분을 더 상하게 할 수 있으므로 진지하게 고민한 후 최선의 해결책을 제시한다.

## 7. 감사의 표현을 한다

'불만고객은 보석이 있는 곳을 가르쳐주는 고마운 사람'이라는 이야기가 있다. 뒤집어보면 고객이 등을 돌리는 순간 보석을 얻을 기회는 상실되고 만다. 불만을 토로하는 사람들이 있기에 그냥 지나쳤을 수도 있는 문제점을 알게 되고, 불만을 해결해줌으로써 다른 사람이 겪게 될지 모를 불편함을 미연에 방지할 수 있다. 이것이 불만고객응대의 마지막을 감사의 표현으로 마무리하는 이유이다.

불만을 해결해줌으로써 다른 사람이 겪게 될지 모를 불편함을 미연에 방지할 수 있다.

# 불만고객응대 팁

## 1. 장소를 바꾼다.

병원에는 불만을 토로하는 공간이 따로 없다. 때문에 대기실, 접수대, 복도와 같이 개방된 공간 어디라도 불만토로의 장소가 될 수 있다. 이처럼 많은 사람들이 몰려있는 노출된 공간에서 실랑이를 벌이다 보면 수많은 목격자와 선의의 피해자가 생길 우려가 있다.

불만에 대해 이야기를 나눌 때는 사람이 많은 데스크보다 상담실과 같은 조용한 공간으로 장소를 옮기는 것이 좋다. 여유를 가지고 차 한 잔 내어 주면서 천천히 이야기를 주고받다 보면 고객은 어느새 화를 가라앉히게 될 것이다. 불만의 원인이 된 당사자를 불러와서 사과를 나누는 장소로도 적합하다.

## 2. 상담자를 바꾼다.

직접적으로 나에게 화가 나있거나 이미 걷잡을 수 없을 상태까지 간 경우 상담자를 바꾸는 것도 좋은 묘책이 될 수 있다. 대신 아랫사람이나 동급보다는 보다 권한이 큰 상급자를 부르는 게 효과적이다. 상급자에게 불만고객을 인계해줄 때에는 자신의 주관적인 감정보다는 상급자가 보다 문제를 빨리 이해하고 합의점을 찾을 수 있도록 객관적이며 사실중심으로 내용을 전달해 주어야 한다. 인계 마지막엔 정중한 사과를 잊지 말자.

## 3. 약속은 성실하고 재빠르게 한다.

불만을 해결하고 대안을 찾는 과정에서 고객과의 약속이 생기기 마련이다. 이미 한 번 지적이 됐던 만큼 빨리 처리가 될 수 있도록 적극적인 모습을 보여 주자. 시간이 걸리는 일이라면 중간에 고객에게 처리 상황을 보고하고, 일 처리가 마무리되면 담당자 본인이 직접 어떻게 처리되었는지를 설명해 주는 것이 좋다. 불만고객과의 약속이 전체고객과의 약속이 될 수 있도록 관계된 사람들이 모여 불만이 되풀이 되지 않도록 방안을 모색해 보는 것도 좋은 방법이다.

시간이 걸리는 일이라면 중간에 고객에게 처리 상황을 보고하고, 일 처리가 마무리되면 담당자 본인이 직접 어떻게 처리되었는지를 설명해 주는 것이 좋다.

## 4. 고객이 짜다면 짜다

불만고객을 응대하다 보면 논리적인 차원에서 해결이 힘들 때가 있다. 말도 안 되는 억지를 부리는 고객이 있는가 하면 다른 데서 생긴 화를 애꿎은 접수대 직원에게 몽땅 풀어 놓기도 한다. 접점에서 업무를 보다 보면 '이런 사람들한테까지 고객대우를 해줘야 하나?'하는 생각이 들 정도로 예의 없는 사람을 응대해야 할 때도 있을 것이다. 하지만, 그런 고객들이 있기에 우리가 존재한다.

그들은 병원 안에 내 자리를 만들어주었고, 지금 이 순간에도 우리에게 서비스가 무엇인지를 가르쳐 주고 있다.

다음은 종업원 7명으로 초라하게 출발한 가게였지만 오늘날 세계 최대의 유제품 판매점이면서 가장 유명한 슈퍼마켓의 하나가 된 스튜레오나드 상점 입구에 있는 돌에 새겨진 문구이다. 우리 병원에 큼직한 돌덩이는 없지만, 대신 마음속에 새겨 넣자.

**Rule #1 - The Customer is Always Right.**
법칙. 1 고객은 항상 옳다.

**Rule #2 - If the Customer is Ever Wrong, Re-Read Rule #1.**
법칙. 2 만약 고객이 옳지 않다면 법칙1을 다시 보라.

〈Stew Leonard, Jr〉

## 5. 귀를 기울여야 들린다 !

불만을 표현하지 않는 사람들까지 합한다면 병원 안에는 우리가 생각하는 것보다 훨씬 많은 불만고객이 숨어있다. 고객의 말 한마디, 행동 하나에 관심을 가지고 귀를 기울일 때 진심이 들린다.

이것만은 꼭 기억해두자. 진짜 무서운 고객은 불만을 토로하는 고객이 아니라 말없이 떠나 다시 돌아오지 않는 고객이라는 사실을…….

쉬어가는 터

# 猛拘酒酸
## (무서운 개는 술을 상하게 한다?)

옛날 중국에 술을 잘 빚기로 소문난 노파가 저잣거리에 주막을 열었다. 홀로 주막을 운영하는 처지라 적적하고 해서 입구에 개 한 마리를 묶어 두었다. 그런데 이놈이 노파 앞에서는 살랑살랑 꼬리를 치는 귀여운 강아지 노릇을 하다가 낯선 사람만 보면 으르렁거리는 맹수로 돌변하는 것이다. 애써 주막을 찾은 사람들이 개가 무서워 돌아가기 일쑤였지만 하루 종일 주방에만 있는 노파는 알 길이 없었다.

문을 연지 하루, 이틀, 한 달이 지나도 손님은커녕 개미 한 마리 들지 않자 노파는 걱정하기 시작했다. 결국 한다는 생각이 자리 탓, 손님 탓 이였다. 누룩을 발효시켜 만든 탁주는 손님상에 올려 지기도 전에 쉬어버렸고 끝끝내 영문을 알아내지 못한 노파는 결국 문을 닫을 수밖에 없었다. 이것을 가리켜 옛사람들이 맹구주산(猛拘酒酸 : 무서운 개가 술을 쉬게 한다.)이라 하였다.

적절한 훈련을 받지도, 고객에 대한 애착도 없는 사람을 접점에 배치하는 것은 원내에 맹구를 두는 것과 같다. 우리가 모르는 새 병원 어딘가에 맹구가 무럭무럭 자라고 있지는 않은지, 행여 내가 맹구는 아니었는지 마음을 열고 생각해보자.

# chapter.4

## 2mm선으로 전하는 고객만족
# 전화응대법

전화응대의 오해와 진실

전화받기

전화걸기

전화연결하기

전화응대시 주의사항

쉬어가는 터 – 한국최초의 전화기

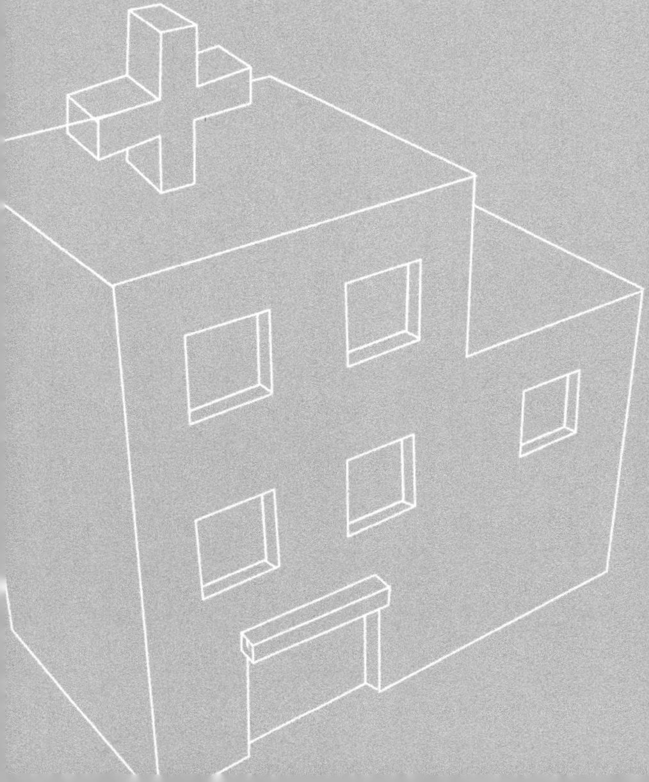

# 전화응대의 오해와 진실

얼마 전 병원장에게 병원코디네이터를 추천해 달라는 의뢰를 받은 적이 있었다. 원하는 조건이 다소 까다로운지라 맞는 사람을 찾는 데 얼마간의 시간이 소요되었고, 덕분에 수일이 지나서야 병원에 연락을 하게 되었다. 이미 뽑았으면 어쩌나 하는 마음에 전화가 연결되자마자 응대자에게 아직도 채용 중인지 여부를 물어보았다. 그런데, '저기 코디네이터…….'라는 말이 꺼내기 무섭게 '안 구합니다.'라며 차가운 말투로 말을 잘랐다.

황당함에 머뭇거리는 순간 상대방 쪽 다른 전화기의 벨이 울렸고 응대자는 내 전화는 아랑곳 하지 않은 채 고객인 듯 보이는 다른 전화를 받아 응대하기 시작했다. 그것도 꽤나 상냥한 말투로 말이다. 수화기가 놓여진 채 몇 분을 기다린 후 응대자와 다시 연결되었다. 화가 나기도 하고 누군데 이렇게 예의 없이 전화를 받나 싶어서 이름을 물어보았다.

황당함에 머뭇거리는 순간 상대방 쪽 다른 전화기의 벨이 울렸고 응대자는 내 전화는 아랑곳 하지 않은 채 고객인 듯 보이는 다른 전화를 받아 응대하기 시작했다.

"무슨 일 때문에 그러시죠?"

그제서야 용무를 묻는다.

"제가 코디네이터에 대해 문의하려고 전화한 건 맞지만, 외부 손님 전화를 어떻게 이렇게 받을 수 있습니까? 전 일전에 원장님께서 코디네이터 구인을 신청하셨던 아카데미 원장 이욱헌입니다. 지금 전화 받으시는 분 성함이 어떻게 됩니까?"

"죄송합니다."

"성함이 어떻게 되느냐고 묻고 있지 않습니까?"

"죄송합니다."

응대자는 대답을 회피하며 화를 억지로 누르는 말투로 연실 '죄송합니다.'라는 말을 되풀이 할 뿐이었다. 몇 분간 집요하게 물고 늘어진 끝에 응대자의 이름과 병원의 실장이라는 것을 알아낼 수 있었다. 상담 책임을 맡고 있는 사람이 이 정도라니……. 마음 같아선 구인을 의뢰한 원장에게 따져 묻고 싶었으나 이 정도면 충분히 반성했으리라 믿고 그쪽에서 전화를 끊었다.

전화는 보이지 않는 사람과의 대화다. 얼굴을 마주하지 않기 때문에 어색함이나 부담이 적고, 어디서든 의사를 교환할 수 있다는 점은 분명 장점이 될 수 있다.

전화는 보이지 않는 사람과의 대화다. 얼굴을 마주하지 않기 때문에 어색함이나 부담이 적고, 어디서든 의사를 교환할 수 있다는 점은 분명 장점이 될 수 있다. 하지만, 의사소통차원에서 본다면 단점 또한 만만치 않다. 목소리만으로 응대해야 한다는 점, 표정과 제스처를 읽을 수 없다는 점, 일정시간 내 응대해야 한다는 점 등 제약이 많고, 절대적으로 청각에만 의지해야 하기 때문에 종종 뜻하지 않은 오해를 부르기도 한다.

면대 면일 때 보다 더욱 신경 써야 함에도 실제 병원의 전화응대를 들여다보면 그렇지 못한 경우가 많다. '어차피 전화일 뿐인데.'하는 마음에서인지 면대면 응대와는 사뭇 다른 태도를 보이거나 상대방이 섭섭해 할 정도로 소홀하게 대하는 경우도 많다.

본격적인 전화응대방법을 배우기에 앞서 질의를 통해 전화응대에 얽힌 오해부터 풀어보자.

## 1. 목소리만으로 응대하는데 표정까지 지을 필요가 있을까요?

아주 큰 오해다. 자신은 최선을 다해 안 그런 척 한다지만 자다 일어난 사람의 볼멘 목소리는 아무리 감추려 해도 단번에 들키기 마련이다. 상대방이 전화를 누워서 받는지, 담배를 태우면서 받는지, 다른 바쁜 일이 있는지 등은 억양과 말투만으로도 충분히 알 수 있다. 응대자가 성의가 있는지, 없는지 알아내는 데 필요한 시간은 15초면 충분하다. 수화기는 목소리뿐만 아니라 응대자의 태도나 성실함도 함께 실어 나른다는 사실 꼭 기억하자.

## 2. 전화로 물어보기만 하고 진료로 연결되는 경우는 거의 없어요

인터넷과 전자상거래의 발달로 전화는 새로운 국면을 맞고 있다. 과거 전화응대가 인력과 시간단축에 매달렸다면 요즘은 상품정보를 전달하거나 해피콜과 같이 감성과 감동을 전하는 통로로 진화를 거듭하고 있다. 따라서 전화를 가격 정도만 묻고 마는 가벼운 수단으로만 여겨서는 곤란하다. 정보의 채널이 다양해진 요즘은 주위 사람의 말 한마디나 광고 한 줄에 매료되어 병원을 찾는 경우는 극히 드물다. 자신이 만족할 만한 충분한 정보와 증거를 취한 뒤 병원을 찾는다. 이를테면, 성형상담을 받기 위해 인터넷을 뒤져 호감 가는 병원을 찾아낸 고객은 무작정 발걸음을 하기 보다는 사전에 전화로 분위기를 탐색한 후 병원을 방문한다는 이야기다. 그러니 수화기를 들기 전에 매출과 연결시키겠다는 의지는 버려두자.

정보의 채널이 다양해진 요즘은 주위 사람의 말 한마디나 광고 한 줄에 매료되어 병원을 찾는 경우는 극히 드물다.

걸려오는 전화는 많은데 진료로 연결이 잘 이루지지 않는다면 오히려 자신의 전화응대태도부터 면밀히 점검해 볼 필요가 있다. 상대방을 불쾌하게 하지는 않았는지, 고객이 원하는 정보를 정확하고 담백하게 잘 전달해주었는지, 언제라도 바로 전화응대 할 준비가 되어 있는지 세심하게 점검하다 보면 생각지도 못했던 자신에게서 문제점을 발견할 수도 있을 것이다.

## 3. 접수대가 콜 센터도 아니고 일일이 신경 써가며 받기 너무 힘들어요.

종합병원에는 이미 전화고객 응대를 위한 콜 센터가 자리 잡아가고 있다. 하지만, 비교적 규모가 작은 병원이나 의원에서의 전화응대는 여전히 데스크요원의 몫이다. 상담실장이 따로 있는 경우 간단한 안내는 본인이, 비교적 무거운 진료상담은 실장에게 넘기기도 하면서 조율하지만 상담실장마저 따로 없다면 진료시간 안내부터 진료상담에 이르기 까지 고스란히 코디네이터의 몫이 된다.

내원객이 많은 날 유독 걸려오는 전화도 많다. 보통의 경우 전화보다는 당장 얼굴을 마주하고 있는 사람에게 집중하게 되고, 진료상담 중에 걸려온 전화라면 이미 마주하고 있는 사람을 배려해 되도록 빨리 끊고 싶을 것이다. 하지만, 지금 전화하고 있는 사람이 머지않아 얼굴을 맞대는 고객이 될 수 있음을 명심하자. 상담 중이었다면, 먼저 양해를 구한 뒤 수화기를 들고 차분하게 상담에 임한다. 대신 상담이 길어질 것 같으면 말을 서두르거나 용건만을 강요하기보다 처한 상황에 대해 솔직하게 말하는 것이 좋다.

하지만, 지금 전화하고 있는 사람이 머지않아 얼굴을 맞대는 고객이 될 수 있음을 명심하자.

"고객님 죄송합니다. 지금 상담 중이어서요. 실례가 안 된다면 고객님께서 지금 거신 번호로 잠시 후 제가 다시 연락 드려도 되겠습니까? 네 감사합니다. 그럼 지금 통화하는 번호로 20분 뒤에 다시 전화 드리겠습니다."

당장에 통화를 하지 못한 것에 대한 아쉬움은 있겠지만, 최소한 기분이 상하거나 푸대접을 받았다는 느낌은 받지 않을 것이다.

병원코디네이터는 해야 할 일도, 신경 써야 할 일도 참으로 많은 직업이다. 하염없이 전화기만 붙들고 있을 수만은 없다는 걸 필자는 누구보다 잘 안다. 하지만, 주어진 다양한 역할을 얼마나 빠짐없이 해낼 수 있는가 하는 것 역시 코디네이터의 역량이다. 고객응대에 교과서가 없듯, 전화응대 역시 '무조건 이렇게 하라!'는 법칙은 없다. 다만 보이지 않기 때문에 센스와 기지를 최대한 발휘해 고객과 가까워지도록 노력한다면 면대 면 응대 못지 않은 끈끈한 소통채널이 되어 줄 것이다.

주어진 다양한 역할을 얼마나 빠짐없이 해낼 수 있는가 하는 것 역시 코디네이터의 역량이다. 고객응대에 교과서가 없듯, 전화응대 역시 '무조건 이렇게 하라!'는 법칙은 없다.

# 전화받기

## 1. 사전준비 하기

목소리는 저장이 안 되는 특성이 있다. 금방 들었는데 뒤돌아서면 백지가 되는 경우를 여러분도 경험해보았을 것이다. 이를 대비해서 전화응대자의 책상위에는 메모지나 전화 상담일지, 펜이 구비되어 있어야 한다. 진료시간이나 예약일정과 같이 자주 묻는 질문에 대한 매뉴얼을 미리 정리해놓고 언제든지 펼쳐볼 수 있도록 손이 닿는 곳에 놓아둔다. 필기 할 때를 대비해 전화기를 왼손이 받기 편한 곳에 두고, 컴퓨터나 서류를 찾아야 할 경우가 많을 때에는 헤드셋을 이용한다. 통화도중 연락이 끊기거나 꼭 다시 전해야 할 말이 있을 때를 대비해 전화국에 발신자 표시기능을 신청해두는 것이 좋다.

## 2. 응대시작 하기

습관인양 벨이 몇 번 울릴 때까지 수화기에 손을 얹은 채로 기다리는 사람들이 있다. 일단 벨이 울리고 받을 마음의 준비가 되었다면 재빠르게 받는다. 전화를 받으면 소속과 이름을 밝히고, '무슨 일이세요?', '누구세요?'와 같이 퉁명스럽게 대하기보다 '무엇을 도와 드릴까요?' 정도로 가벼우면서도 상냥한 어투로 응대를 시작한다. 만약 3번 이상 벨이 울리고 난 후 받게 되면 '늦게 받아서 죄송합니다. 에이치엠의원 코디네이터 박정연입니다.'정도로 사과를 표시하는 것이 예의다.

## 3. 본론으로 들어가기(상담하기)

처음고객으로 판단되면 '실례지만, 저의 병원에 내원하신 적이 있으십니까?', '네 고객님, 이렇게 전화로 만나게 되어 반갑습니다.'정도로 환영의 메시지를 전한 뒤 상담에 들어가고, 예약일정이나 시술스케줄 등을 문의하는 이미 내원한 적이 있는 고객에게는 이름을 먼저 물은 뒤, '네. 이미미 고객님 안녕하십니까? 검사일정에 대해 문의하시는 것 맞습니까? 지금 즉시 일정을 확인해드리겠습니다. (확인 후) 죄송합니다만, 검사 일정이 아직 공지가 되지 않았습니다. 스케줄은 오후 두 시에 나올 예정입니다. 괜찮으시다면 두 시 이후에 확인되면 제가 문자나 전화로 통보해드리겠습니다. 더 궁금하신 점은 없으십니까?'

단답형으로 짧게 대답하기 보다는 따뜻한 말투로 배려하는 모습을 보여주도록 노력한다.

## 4. 통화 마무리하기

마무리 인사 전에 서로간의 내용전달이 정확하게 되었는지 재

확인하며 점검한다.

"상담내용을 다시 정리 해드리겠습니다. 내일 오전 아홉 시에 2층 수술실에서 수술이 예약되어 있으며, 20분 정도 일찍 나오셔서 준비 해주시면 감사하겠습니다. 저녁 9시 이후에는 음식섭취를 삼가 해 주시고, 복장은 가볍고 편한 복장으로 오시면 됩니다. 더 궁금하신 점이나 전하실 말씀 있으십니까?"

진료정보를 전하거나 마지막 마무리할 때에는 전문용어는 최대한 배제하고, 고객이 올바로 이해하고 있는지 알아본다.

진료정보를 전하거나 마지막 마무리할 때에는 전문용어는 최대한 배제하고, 고객이 올바로 이해하고 있는지 알아본다. 여기까지 잘 마무리가 되었다면 남은 건 작별인사.

"전화 주셔서 감사합니다. 오늘부터 날씨가 많이 추워진다고 합니다. 외출하실 때 따뜻하게 입고 나가시고 감기 조심하십시오. 언제든 궁금한 점이 있으시면 또 연락주세요. 지금까지 코디네이터 신혜리였습니다."

마무리 인사가 끝나면 고객이 수화기 내려놓는 것까지 확인을 한 후 수화기를 내려놓는다.

# 전화걸기

“수강생들이 전화를 안 받아요. 어쩌죠?”

새로 들어온 교육실장이 시험안내 차 수강생들에게 전화를 돌렸는데 십여 명에 달하는 학생들이 전화를 받지 않는다며 다급한 마음에 호소했다.

“안 받는 게 당연하죠. 평일 야간 반은 병원에서 일하는 사람들이 대부분 이예요. 진료 중에는 전화를 받을 수가 없어요. 6시에서 7시 사이에 다시 연락해보고 그래도 안 받으면 문자메시지를 보내주세요. 아니면 점심시간을 이용해서 전화해보세요. 참! 외래 점심시간은 일반회사와 달리 보통 1시에 시작합니다. 참고하세요.”

전화를 받을 때와 걸 때의 가장 큰 차이점이라면 전화를 걸 때에는 상대방이 어떤 상황에 있는지를 알 수 없다는 점이다. 거는 사람이야 걸만한 상황이 되었으니 하는 것이겠지만, 받는 사람은 예기치 못한 상황에 전화를 받는 것이므로 수화기를 들기 전 고객의 TPO(Time, Place, Occasion)를 고려해야 한다. 전화를 걸기 전 상대방의 전화번호나 성명, 전달내용을 미리 확인하고, 전화가 연결되면 받을 때와 마찬가지로 자신을 소개한 후 통화가 가능하지 여부를 확인한다. 만약 곤란하다고 하면 언제쯤 괜찮은지 물

전화를 받을 때와 걸 때의 가장 큰 차이점이라면 전화를 걸 때에는 상대방이 어떤 상황에 있는지를 알 수 없다는 점이다.

어보고, 여의치 않을 것 같으면 문자메시지나 이메일로 대신 전달해도 될지 물어본다.

"안녕하십니까? 하정석 고객님 전화가 맞습니까? 저는 밝은성형외과의원 코디네이터 배효은이라고 합니다. 실례합니다만, 잠깐 통화 가능하십니까? 네 감사합니다. 다름이 아니라 지난 번 문의 하셨던 수술예약 건을 안내해드리기 위해 전화 드렸습니다. 2월 14일 목요일 오후 4시와 8시 가능합니다. 어느 시간으로 예약해드릴까요? 네 그럼 4시에 예약 잡아 놓겠습니다. 예약 전날에 문자 메시지로 일정과 장소 다시 알려드리도록 하겠습니다. 궁금하신 점이나 전하실 말씀 있으십니까? 네 언제든지 문의나 전하실 말씀 있으시면 저희 병원으로 연락 주십시오. 귀한 시간 내주셔서 감사합니다. 지금까지 상담에 코디네이터 배효은이었습니다. 좋은 하루 되십시오."

궁금하신 점이나 전하실 말씀 있으십니까? 네 언제든지 문의나 전하실 말씀 있으시면 저희 병원으로 연락 주십시오.

위의 대화처럼 받을 때와 달리 전화를 걸 때는 최대한 용건을 간략하게 전달한다.

# 전화연결하기

전화 연결 하기에서는 예절이나 매너보다 먼저 배워야 할 게 하나 있다. 전화를 즉시 연결해야 할 만큼 급한 용무인지 아닌지를 먼저 결정하는 일이다. 데스크에 있다 보면 하루에 수통의 영업용 전화가 걸려올 것이다. 대부분 원장을 찾기 마련인데, 친분이 있는 사람인양 연기를 불사하는 사람도 있다. 중요한 용건이 아니거나 불필요한 전화라는 판단이 들면 '원장님 지금 진료 중이십니다. 괜찮으시다면, 메모 남겨 드리겠습니다.'라며 기지를 발휘할 필요도 있다.

연결이 필요한 전화임이 확인되면 전화를 돌리기 전 지명인이 전화 받을 상황이 되는지, 어렵고 불편한 전화는 아닌지 전화 걸은 사람의 이름과 용건을 전달하여 지명인의 의사를 확인한 뒤 연결한다. 만약 지명인이 전화받기 곤란한 상황이라면 전화 건 사람이 기분 상하지 않도록 진료 중임을 확인해 주거나 메모를 남길 수 있도록 배려해 준다.

만약 지명인이 전화받기 곤란한 상황이라면 전화건 사람이 기분 상하지 않도록 진료 중임을 확인해 주거나 메모를 남길 수 있도록 배려해 준다.

메모를 남길 때는 아무 종이에 끄적이기 보다는 미리 전화메모장을 준비해서 6하 원칙에 맞춰 기재한다. 메모는 통화한 사람이 직접 전달해주는 것이 좋으나 그렇지 못할 경우 최대한 빨리 인지할 수 있도록 책상이나 컴퓨터모니터 등에 붙여둔다.

미주알 고주알

## 쪽지 전달로 본 고수와 하수

**하수**

서휘원라는 친구 분이 전화 좀 달라고 하십니다.

**중수**

수술 중이셨던 오후 2시쯤 원장님 친구분이라고 밝힌 서휘원님께 전화가 왔었습니다. 진료 중이라고 했더니, 동창회 건으로 상의할 일이 있다며 회신 부탁한다고 전하셨습니다. 전화번호는 010-000-0000입니다.

**고수**

| 이 름 | 서 휘 원 |
|---|---|
| 시 간 | pm 2:15 |
| 관 계 | 원장님 친구분이라 전함 |
| 연결번호 | 원장실 직통번호(7581) |
| 용 건 | 동창회 건 |
| 연락번호 | 010-000-0000 |

# 전화응대시 주의사항

## 1. 전화가 잘 못 걸려왔을 때

이름이 비슷한 학원에 전화를 하려다 필자의 학원으로 잘 못 걸려온 전화가 있었다. 교육실장이 전화를 받았는데, 어찌된 영문인지 다음날 전화를 잘 못 걸었던 두 학생이 등록을 하기 위해 학원에 방문했다.

"다른 학원에 문의 하려던 게 아닙니까?"

"잘못 걸은 전화인데도 너무나 친절히 안내해주셔서요. 그냥 여기 다니려고요."

"잘못 걸은 전화인데도 너무나 친절히 안내해주셔서요. 그냥 여기 다니려고요."

무슨 일이 있었나 싶어 교육실장에게 물어보았다. 다른 학원을 방문하기 위해 학원근처까지 찾아갔는데, 번호를 우리학원번호로 잘못 적어가 낭패를 볼 찰라 컴퓨터 앞에 앉아있던 교육실장이 손수 인터넷을 검색해 가려던 학원의 전화번호를 알려줬다는 것이다. 잘 못 걸려온 전화에 경쟁학원 전화번호와 찾아가는 길까지 인터넷을 뒤져가며 알려줬으니 감동을 받고도 남을 일이다.

이런 요행을 바래서가 아니라도 잘 못 걸려온 전화도 제대로 온 전화 못지않게 친절히 응대해 주어야 한다. 한 번 온 적이 있는 고객이 다른 번호와 헛갈렸을 수도 있고, 이름이 같은 다른 병원과 혼돈했을 수도 있다. 무엇보다 잘 못 걸려온 전화는 현재고객이나 가망고객일 확률이 높으므로 절대 무뚝뚝하게 끊어서는 안 된다.

"실례지만, 전화를 잘 못 거신 듯합니다. 여기는 강변소아과의원입니다. 번호 확인해드리겠습니다. 저희 번호는 지역번호 02에 000국에 0000번입니다."

"문의하신 병원은 저희 몸사랑의원이 맞습니다. 하지만, 지점이 다릅니다. 저희는 강변점이고, 문의 하신 지점은 강남점입니다. 지금 바로 강남점 전화번호를 안내해드리겠습니다. 혼란을 드려 죄송합니다."

## 2. 사정거리 4미터

잡음을 쏙 빼고 내 목소리만 깨끗하게 전달해준다는 휴대폰이 등장했다. 조용한 곳에서만 받을 수 없는 휴대폰의 특성을 고려한 아이디어가 돋보이는 제품이다. 소음은 내용전달을 방해하는 불쾌한 훼방꾼이다. 소음은 목청을 높이게 만들 뿐만 아니라 덕분에 애써 준비한 이미지가 엉망이 되기도 한다. 통화를 방해하는 잡음의 사정거리는 몇 미터일까? 보통 4미터 안에 소리는 휴대폰 안에 모두 빨려 들어간다고 한다. 필자가 실험해본 결과 환경에 따라 약간의 차이는 있으나 최소 2~3미터 안의 분위기는 모두 수화기에 묻어 들어가고 있음을 확인한 바 있다. 간혹 수화기를 손으로 막은 채 안 들릴 줄 알고 편하게 이야기 하는 경우가 있는데, 평소 정도 볼륨으로 이야기한다면 다 빨려 들어간다. 통화도중에 누군가에게 전달을 하거나 피할 수 없어 다른 사람과 대화를 나눠야 할 때는 수화기를 손으로 막기보다는 양해를 구하고 대기음을 들려줄 것을 권한다.

미주알 고주알

**원장님 전화 왔어요!**

"원장님 전화 왔어요."
"누군데?"
"누구더라……. 지난번에 왔던 에이치 뭔가 하는 학원 강사요."
"아 그 키 작고 밤톨같이 생긴 사람? 이 머시기인가 보네. 지금 바쁘다고 해."
"안돼요. 벌써 자리에 계시다고 했단 말 이예요."
"강사료 달라고 전화 한 거 같은데……. 그래 받을 게."
"전화 바꿨습니다. 황룡의원 원장 황용환입니다."
"안녕하세요. 지난 번 교육했던 키 작은 밤톨 이욱헌입니다. 돈 달라고 전화한 게 아니라 서비스교육 점검 차 전화 드렸습니다. 전화응대 교육을 필히 받아야겠군요. 다음엔 원장님도 꼭 참여하시고요."

## 3. 정말 어려운 조건 '용건만 간단히'

대한민국은 무선통신 기술에 있어 자타가 공인하는 세계최고국가다. 통화시간만 보더라도 세계 평균을 훨씬 상회하고 있고 정보이용, 게임, 음악 감상, 사진촬영 등 휴대전화기 활용에 있어서도 세계최고를 달리고 있다. 하지만 통화 내용만 보자면 효율성이 조금 떨어지는 경향이 있다. 우리나라 사람들은 대체로 용건만 간단히 하질 못한다. 잔정이 많은 민족성 때문일까? 핵심을 콕 집기보다 주변을 맴돌거나 필요이상으로 인사치레를 길게 하는 경우가 많다. 필자의 경우 한참을 즐겁게 통화하다가 '그런데 내가 왜 전화했지?'하며 용무를 까먹을 때가 종종 있다. 통화 내내 용건을 생각해내지 못해 결국 다시 전화한 적이 있을 정도다.

전화음성만으론 상대방의 상황을 백 퍼센트 이해할 수 없다. '통화 가능하십니까?' 라는 질문에 '네'라고 대답을 했다고 해서 하염없이 수화기를 붙들고 있을 수 있다는 뜻은 아니다. 인사는 최대한 짧게 하고 질문이나 전달할 내용을 미리 정리하여 짧고 간결하게 전달하자. 수술이나 진료비할인 등 전화통화만으로 감당하기 상담이라면 방문을 요구하는 것이 좋다.

## 4. 전화기 앞에서 절하던 시절도 있었다.

처음 전화기가 보급되었던 조선 말기에는 왕에게 전화하기 전 전화기를 향해 세 번의 절을 했다고 한다. 지금 생각하면 유머 같은 이야기일지 몰라도 백 년이 넘은 지금 역시 수화기를 들기에 앞서 최소한의 자세와 마음가짐은 필요하다.

태도와 성실성은 목소리에 묻어나기 마련이다. 필자가 아는 코디네이터의 데스크 한편에는 작은 손거울을 세워져 있다. 전화벨이 울리면 거울을 향해 미소한 번 짓고 수화기를 든다고 한다. 또 테이블에 요일마다 다른 멘트를 적어 놓았는데, 매일 새로운 멘트로 인사하기 위해서라고 전했다. 보이지는 않지만 이러한 노력은 고객에게 성의로 전달 될 것이다. 수화기를 들기 전 허리 한번 세우고 오랫동안 입을 열지 않았다면 가벼운 헛기침으로 목을 풀어주는 것도 좋은 방법이 될 수 있다.

모든 커뮤니케이션이 그렇듯 한 순간에 자신을 변화시키기는 어렵다. 노력과 꾸준한 관심만이 화선지에 먹이 스미듯 자연스레 자신을 바꿔줄 것이다. 고객과의 소통기술 중에 가장 짧은 시간, 적은 노력으로 개선할 수 있는 분야가 바로 전화응대임을 꼭 기억해두길 바란다.

쉬어가는 터

# 한국최초의 전화기

구한 말 덕수궁내부에 자석식교환기인 덕률풍(德律風 ; 텔레폰의 한자식표현)이 설치되면서 우리나라의 전자통화문화가 시작되었다. 조선왕조실록의 기록을 살펴보면 최초의 전화기는 1898년 당시 궁내부(宮內部) 주관으로 궁중에서 각 아문(衙門)과 연락을 취하기 위해 마련되었으며 몇 달 뒤 궁을 벗어나 인천에 있는 감리소(監理所)에 이르기까지 총 9대를 개통하였다고 전하고 있다.

당시에도 전화예절이라는 게 있었을까? 왕에게 전화를 할 때는 수화기를 들기 전 전화기 앞에서 세 번 절을 해야 할 정도로 매우 엄격한 통화예절이 있었다. 민간에 개방되어서도 통화의 세부 규칙을 마련하고 이를 통제하기 위해 전화소에 관리인격인 장리를 따로 두었는데 장리는 통화내용을 감시하여 통화를 하면서 싸우거나 도의에 어긋난 농담을 할 때는 통화를 제재하거나 중단시킬 수 있었다고 한다. 다른 사람이 전화 하려고 기다릴 때는 10분 이상 통화할 수 없었고 예의에 어긋나는 행동이나 말을 할 때는 즉시 제재에 들어갔다는데…….

한국의 예절을 알리 없는 외국인 이용자들이 집단항의를 벌일 정도였다고 하니 당시에도 전화예절이 얼마나 엄격했는지 짐작이 간다.

# chapter. 5

## 고객과 通하였느냐?

# 커뮤니케이션

코디네이터의 제1번 능력 '소통'

정보전달? 감정전달!

일방통행에서 양방통행으로

커뮤니케이션 말로 다 할 수 있을까?

경청

쉬어가는 터 – 토스트 아줌마에게 한 수 배운 서비스

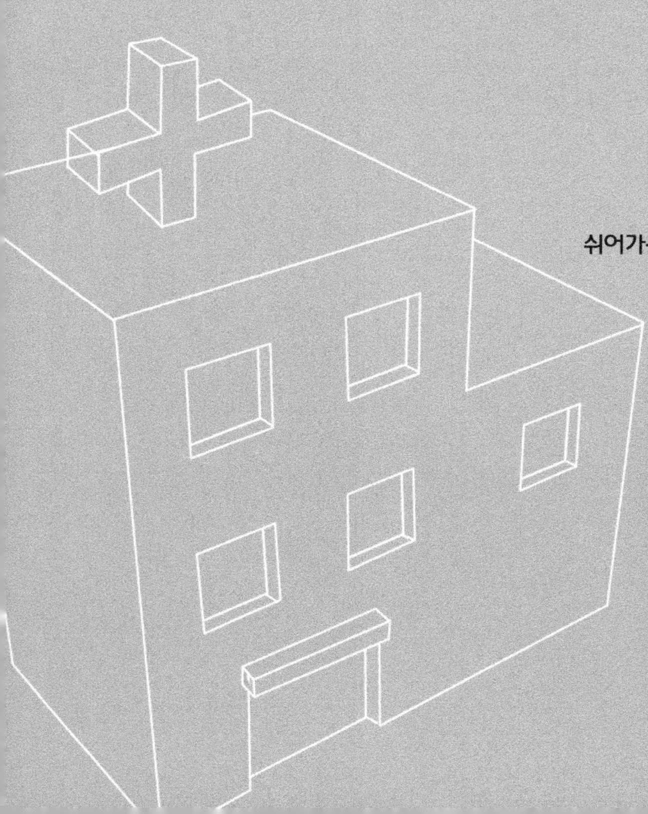

# 코디네이터의 제1번 능력'소통'

"전 제가 병원코디네이터인줄 알았어요."

종합병원에서 인포메이션데스크를 맡고 있는 수강생 한 명이 오리엔테이션이 끝나기 무섭게 강사대기실로 찾아왔다. 친절하게 안내하고 예쁘게 인사하는 것이 병원코디네이터업무의 전부라고 생각했던 수강생은 코디네이터가 갖춰야 할 다양한 업무기술과 자질에 대한 이야기를 듣고 적잖은 부담에 휩싸인 모양이다.

요즘 들어 고객서비스차원에서 외주업체에 안내도우미를 위탁하는 병원이 부쩍 늘고 있다. 깔끔한 외모에 정장을 멋지게 차려입은 이들은 복잡한 병원시설의 길 안내자 역할뿐만 아니라 고객의 작은 물음 하나에도 귀를 기울이고 성의 있게 답해 주는 등 고객서비스요원으로서의 역할까지 톡톡히 해내고 있다. 하지만 이들을 가리켜 병원코디네이터라고 부르지는 않는다. 뭐가 달라서 일까? 병원코디네이터는 친절한 응대뿐만 아니라 고객이 당면해있는 병증과 심리상태에 따른 커뮤니케이션능력을 겸비해야 하기 때문이다.

요즘 들어 고객서비스차원에서 외주업체에 안내도우미를 위탁하는 병원이 부쩍 늘고 있다.

이번 장에서는 커뮤니케이션에 대해 이야기 해볼까 한다. 커뮤니케이션 하면 의래 언어전달기술정도로만 보는 경향이 있다. 그래서인지 '원래 숫기가 없어서…….', '말발이 안 돼서…….'라고 토를 달며 부딪쳐보기도 전에 손을 가로젓는 사람도 많다. 하지만, 마음을 살짝 고쳐먹고 실천에 옮긴다면 근무 터를 따뜻하고 인간미가 넘치는 곳으로 변화 시키는데 이보다 쉬운 일도 없을 것이다. 훌륭한 고객응대 요원으로 발돋움할 수 있음은 물론이다.

# 정보전달? 감정전달!

**대화. 1**

"어서 오세요. 처음이세요?"

"네."

"어디가 불편하세요?"

"어제 밤부터 배가 아프기 시작해서 아침에 일어나보니……."

"배가 아프단 말씀이세요? 자세한 내용은 진료실 들어가서 말씀하시고요, 일단 여기 쪽지에 주민번호랑 이름, 전화번호, 주소 좀 기입해주세요"

"다 작성했는데요."

"그럼 앉아서 기다리세요. 있다가 이름을 호명하면 다시 이쪽으로 오시고요."

**대화. 2**

"안녕하세요? 고객님! 무엇을 도와드릴까요?"

"네. 접수 좀 하려 고요."

"실례지만, 어디가 어떻게 불편하신지요?"

"어젯밤부터 배가 살살 아프다가 자면 낫겠지 했는데 오늘아침 일어날 때부터 지금까지 뭔가 뱃속을 꽉 채운 느낌이 들어서요."

"많이 힘드시겠네요. 그래도 바로 찾아오시길 잘 하셨고요, 왜 그런 증상이 생겼는지 혹시 집히는 데는 없으세요?"

"어제 낮에 냉면을 먹었는데, 아무래도 탈이 난 듯싶어요."

"여름철에는 찬 음식을 많이 드시기 때문에 고객님과 같은 증상으로 저희 병원을 찾으시는 분들이 많습니다. 만약 찬 음식 때문이라면 보통 며칠만 치료 받으면 정상으로 돌아오니 너무 걱정 안 하셔도 될 것 같습니다."

"말씀을 들으니 좀 안심이 되네요."

"실례지만 저희 병원 오늘 처음이세요?"

"네."

"그러시군요. 그럼 보다 나은 진료를 위해 몇 가지만 여쭙겠습니다.(일일이 물어서 작성한 후) 이것으로 접수가 완료되었습니다. 잠시 앉아서 기다려 주시겠습니까? 예상 대기시간은 약 5~6분정도 될 것 같고요 따뜻한 차와 자율검사기가 마련돼 있으니 기다리시는 동안 이용해 주세요. 필요한 게 있거나 불편한 점이 있으시면 언제라도 저를 찾아주세요. 차례가 되면 바로 모시러 가겠습니다. 감사합니다."

행정적인 측면으로만 놓고 본다면 '대화1'은 잘못된 점이 없다. 진료기록부도 무리 없이 작성했고 진료를 받기 위해 대기해야 한다는 것과 고객배려차원에서 시간이 되면 호명하리라는 것도 알려줬다. 증상에 대해 언급 할 때 말을 가로 챈 건 어차피 진료실에서 또 이야기를 해야 하기 때문일 뿐 악의는 없었다. 그런데 서운함이 남는 건 왜일까? 환자가 겪고 있을 정신적인 고통을 묵과했기 때문이다. 히포크라테스는 일찍이 '잘 들어주기만 해도 대부분 진단을 이룰 수 있으며 들어주는 것만으로도 환자를 치료할 수 있다.'라고 이야기한 바 있다. 기원전이나 지금이나 의료진이 갖춰야 할 최고의 덕목은 인간을 배려하는 마음이요 의사소통능력이다. 실제로 로컬에서 의사소통능력은 병원코디네이터의 가치를 평가하는 최고의 덕목으로 여겨지고 있다. 필자가 직접 만나본 성공한 코디네이터들을 돌이켜보면 상상했던 것과 달리 얼굴이 못생긴 사람도, 뚱뚱한 사람도, 제스처가 다소 어정쩡한 사람

기원전이나 지금이나 의료진이 갖춰야 할 최고의 덕목은 인간을 배려하는 마음이요 의사소통능력이다.

도 많았다. 하지만, 하나같이 어떠한 고객과도 평소 잘 알고 지낸 사람처럼 친근하게 이야기를 주고받고 있었으며 진료상담에 있어서 만큼은 흠잡을 때 없는 커뮤니케이션의 달인들이었다.

고객은 병원 안에서 어떤 환경, 어떤 사람을 만나더라도 자신을 인간적으로 존중해주고 정신적으로 도움을 주길 바란다. 긍정적인 커뮤니케이션은 이런 고객에게 정신적인 안정과 치료에 대한 신뢰를 심어준다. 반면 부정적인 커뮤니케이션은 당장 고객을 화나게 만들기도 하지만 무엇보다 대화를 단절시키는 불씨가 된다. 병원처럼 무형상품을 판매하는 곳에서의 대화의 단절은 고객과의 단절을 의미한다. 설령 이해하고 넘어간다 하더라도 부정적인 느낌은 오랫동안 고객의 머릿속에 맴돌 것이다.

고객은 병원 안에서 어떤 환경, 어떤 사람을 만나더라도 자신을 인간적으로 존중해주고 정신적으로 도움을 주길 바란다.

# 일방통행에서 양방통행으로

밥 한 끼를 먹더라도 계산할 때 일일이 내역을 확인하는 이들이 요즘 고객이다. 의문점이나 잘 못된 점이 있으면 지적을 주저하지 않는다. 하지만 병원에서는 사정이 조금 다르다. 환자 본인이 직접 진료부 열람을 요구하거나 프로그래스노트를 일일이 살피며 치료과정을 확인하는 경우는 흔치 않다. 자신의 견해를 힘주어 주장하는 경우 역시 드물다. 모르기 때문이다. 전문의학교육을 받지 않은 일반인들에게 진료부나 치료내역이 적힌 진료영수증은 마치 암호표와 같을 것이다. 기술적인 측면에서 보면 고객에 비해 병원이 한참 우위에 있다. 다른 산업과 달리 병원고객은 자기주장을 내세우기 보다 대체로 병원 측 견해에 따라 행동하고 대화의 주도권마저 병원에 위임하려는 경향을 보인다.

고객과 소통하려면 고객이 먼저 쉽고 편하게 다가올 수 있도록 통로를 열어주어야 한다.

고객과 소통하려면 고객이 먼저 쉽고 편하게 다가올 수 있도록 통로를 열어주어야 한다. 진료에 대한 정보를 전할 때에는 의학언어를 최대한 삼가고 몸짓, 비유, 예시 등 다양한 방법을 통해 최대한 이해하기 쉽게 설명 한다. 임상사례나 치료경과 등에 대한 비주얼 자료를 미리 준비해두는 것도 좋은 방법이 될 수 있다. 무엇보다 병리학적 언어가 아닌 고객의 언어로 번역하여 전달하는 능력이 필요하다.

의료 환경에서의 커뮤니케이션은 고객과의 정신적·심리적 교류를 통해 빠른 시간 내에 건강을 회복할 수 있도록 도움을 준다. 나아가 의료사고를 예방하고 진료에 대한 확신과 희망을 전달하는 매우 중요한 과정이다.

미주왈 고주왈

### 플라시보 효과

플라시보(placebo)는 환자가 의학이나 치료법으로 받아들이지만 치료에 전혀 도움이 되지 않는 가짜 약제를 말한다. 우리말로는 위약(僞藥)이라고 하며 이와 관련하여 잘 알려진 현상으로 위약 효과(placebo effect)라는 게 있다. 이는 의사가 환자에게 가짜 약을 투여하면서 진짜 약이라고 하면 환자의 좋아질 것이라고 생각하는 믿음 때문에 병이 낫는 현상이다. 이 방법은 제2차 세계 대전 중 약이 부족할 때 임시방편으로 쓰기 시작했는데 의외의 치료효과를 나타내면서 현대의학에서도 약물중독자와 같은 환자들에게 여전히 쓰이고 있다.

치료술만큼이나 심리적 안정과 믿음을 심어주는 것 역시 환자의 치유에 큰 몫을 한다.

# 커뮤니케이션 말로 다 할 수 있을까?

정확한 의미를 전달하려면 말에 곁들여 표정이나 제스처와 같은 비언어적 요소를 적절히 잘 조합해야 한다.

인간과 동물을 구분할 때 빠지지 않고 등장하는 것이 언어이다. 냄새나 날개 짓, 초음파를 쏘아가며 의사를 전달하는 미물들과 달리 인텔리전트한 언어를 사용할 줄 아는 인간으로 태어난 것은 정말 행운이 아닐 수 없다. 하지만, 말(word)로만 주고받는 커뮤니케이션은 전달하는 사람의 태도나 작은 억양의 차이에도 쉽게 와전될 수 있다. 따라서 정확한 의미를 전달하려면 말에 곁들여 표정이나 제스처와 같은 비언어적 요소를 적절히 잘 조합해야 한다. UCLA의 앨버트 메라비안(Albert Mehrabian)교수는 '메라비안의 법칙'에서 커뮤니케이션에서 말(words)이 차지하는 비율은 불과 7퍼센트밖에 되지 않는다고 주장한다. 대신 목소리와 음성(tonality)이 38퍼센트, 신체 혹은 생리적 표현(physiology)이 55퍼센트로 비언어적 커뮤니케이션의 중요성을 강조하고 있다. 이 이론으로 본다면 말보다는 오히려 몸짓이나 자세, 표정, 목소리 등 비언어적 수단이 의사소통에 큰 영향력을 행사한다고 할 수 있다.

〈Mehrabian Chart〉

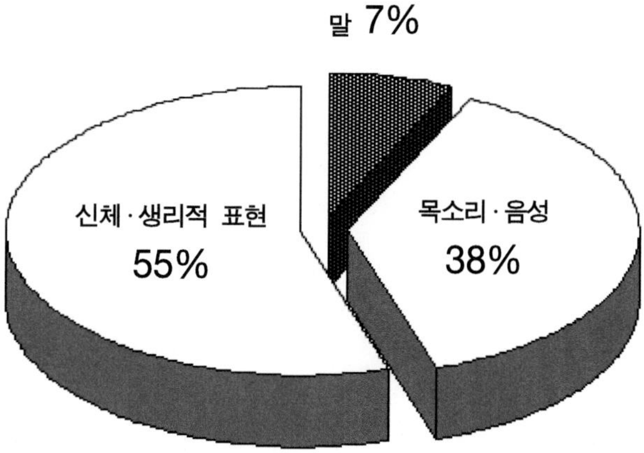


개원가를 돌아다니다 보면 접수대에서 모니터화면만을 주시하며 고객을 응대하는 코디네이터를 종종 목격하게 된다. 입으로는 대화를 주고받고 있지만 정작 눈빛과 손짓은 모니터를 응대하고 있다. 신속하게 고객정보를 입력하기 위해서라지만 막상 응대를 받는 입장에선 소화물정도로 취급 받는다는 느낌을 떨칠 수가 없다. 이것만은 꼭 기억하자. 모니터에 펼쳐진 전자진료부는 결코 고객의 정신적 고통이나 마음의 언어를 전해주지 않는다는 사실을…….

# 경청

개원을 앞둔 병원실장이 자신이 정한 병원슬로건의 평을 듣기 위해 필자를 찾아왔다. 사무실에 들어서자마자 그가 자신 있게 적어준 글귀는 '잘 설명하는 내과'였다. 내과 특성상 겉으로 외상이 들어나지 않는 질병이 많기 때문에 고객배려차원에서 보이지 않는 것까지 잘 설명해주겠다는 뜻을 담았노라 전했다. 주위에 있던 사람들은 간결하고 명료한 좋은 슬로건이라며 환영을 표했지만 필자가 매긴 점수는 오십 점이었다. 경청이 빠졌기 때문이다. 과거엔 쉽게 이해할 수 있도록 잘 설명하는 것만이 최고의 커뮤니케이션이라 생각했다. 하지만, 고객의 요구가 많아진 요즘은 고객의 목소리에도 귀를 기울이는 쌍방향 커뮤니케이션을 추구한다.

전문가들은 커뮤니케이션을 활동 중 환자의 말을 끝까지 잘 들어주는 것이 가장 중요하다고 입을 모은다.

앞서 언급했듯 의료커뮤니케이션은 정보교환만을 위한 활동이 아니다. 말하는 사람의 생각, 느낌, 소망 등을 공유하기 위한 총체적인 활동이다. 전문가들은 커뮤니케이션을 활동 중 환자의 말을 끝까지 잘 들어주는 것이 가장 중요하다고 입을 모은다. 왜 이토록 경청을 강조하는 것일까? 히포크라테스가 말했듯 의료 환경에서의 경청은 매너이상의 가치를 지닌다. 고객의 이야기에 귀를 기울임으로써 고객이 처한 상황을 보다 깊이 있게 헤아릴 수 있고 고객의 성향을 파악해 맞춤서비스를 제공할 수 있는 토대를 마련할 수 있기 때문이다.

경청에도 기술이 있다. 단순히 고개를 끄덕이며 들어주는 것만이 전부는 아니라는 이야기다. 마음과 오감을 집중하여 전달하고자 하는 의미와 감정을 탐구할 때 비로소 '경청하고 있다'라고 할 수 있다.

경청을 잘하려면 먼저 상대방이 편하게 말을 할 수 있는 분위기를 조성해주어야 한다. 사람들이 북적거리는 대기실 한가운데에서 병증에 대해 큰소리로 묻는다면 "네 지하 섬유공장에서 일하다 보니 피부가 거칠어졌습니다.", "집사람에게 맞아서 그렇게 됐습니다."라고 당당하게 말할 수 있는 사람이 몇이나 될까? 간단한 진료안내라면 모를까 다소 심각한 이야기를 나눌 때는 조용하고 마음을 편안하게 할 수 있는 공간으로 장소를 옮기는 것이 좋다. 따뜻한 차 한 잔과 함께 대화를 시작한다면 더 할 나위 없을 것이다.

경청을 잘하려면 먼저 상대방이 편하게 말을 할 수 있는 분위기를 조성해주어야 한다.

둘째, 고객과 마주하기 전에 먼저 '이런 증상의 환자들은 대체로 이런 반응을 보이지'하는 선입견부터 버리자. 늘 상 접하던 질환이라 할지라도 난생처음 듣는 양 호기심에 찬 눈빛으로 끝까지 들어주고 들어줄 때는 눈만 껌벅거릴 것이 아니라 의도적으로 고개를 끄덕인다거나 맞장구를 쳐주면서 이야기에 집중하고 있음을 알려준다. 대화 중 소극적인 태도를 보일 때에는 먼저 질문을 던져 흐름이 끊기지 않도록 이끌어주고 대화의 핵심이 되는 부분이라면 한 번 더 확인하고 격려, 감상, 의견 등과 연결시켜 보다 풍부한 대화가 이루어 질 수 있도록 유도한다.

미주왈 고주왈

## 대화시 이것만은 꼭 지킵시다!

### 1. 속도는 적당히

병원사람들은 늘 바쁘다. 행동뿐만 아니라 말도 바쁘다. 고객과 대화할 때 어느 정도가 적당한 속도일까? 고객에게 맞춘 속도가 적당한 속도다. 시급한 사람에게는 짧고 굵게, 어린이나 노인처럼 이해나 표현력이 떨어지는 경우에는 이해했는지 확인해가며 차근차근 대화를 풀어나간다.

### 2. 흐름에 강약 고저를

강약과 리듬이 없는 대화는 지루할 뿐만 아니라 성의 없어 보이기까지 한다. 상대방에겐 띄어쓰기 없는 글을 읽는 것과 같을 것이다. 병증의 심각성을 전하거나 지도가 필요한 부분에서는 조금 빠르고 강하게, 고객을 안심시킬 필요가 있을 때에는 부드럽게 천천히 이야기 한다.

### 3. 의학용어는 꼭 필요할 때만 설명을 곁들여서

의학용어와 같은 병원전문어는 병원직원들끼리는 늘상 쓰는 말이지만 고객들에겐 난생 처음 듣는 말일 수도 있다. 대화 중 전문용어를 너무 많이 섞다 보면 고객과 응대자 사이에 보이는 않는 벽이 생성되고 이러한 벽은 대화를 단절시키는 원인이 되기도 한다. 상담시 전문용어는 최대한 적게 쓰는 것이 좋다. 부득이하게 써야 할 때는 이해하기 쉽게 설명해 준다.

### 4. 완전한 문장으로

습관처럼 말끝을 흐리는 사람들이 있다. 흐리멍텅한 말끝은 자신감이 없거나 무관심 혹은 귀찮음으로 비춰진다. '뭐 이정도…….', '경우에 따라선…….'같은 맺음은 피하고, 완전한 문장으로 이야기 한다. 질문에 대한 답을 할 때는 먼저 결론부터 이야기 하고 이유는 뒤에 설명한다.

미주왈 고주왈

### 5. 반말은 금물

친근감을 형성한답시고 노인고객께 반말을 섞어가며 이야기 하는 사람들이 있다. 상대여하를 떠나 반말은 결코 유대감형성에 도움이 되지 않는다. 설령 상대방이 반말을 친근하게 들어준다 하더라도 보호자나 함께 치료받는 사람에게 좋게 들릴 리 없다. 상대가 세 살 배기 꼬마 든 여든 살 노인이던 꼭 존대말로 이야기 하자.

쉬어가는 터

## 토스트 아줌마에게 한 수 배운 서비스

몇 년 전 근무했던 회사 근처엔 출근시간이면 토스트를 파는 노점이 수십 개가 길가에 진을 치곤 했다. 필자 역시 모닝토스트 마니아라 아침을 거를 때면 어김없이 노점에 들러 토스트를 사먹곤 했다. 길게 늘어선 포장마차마다 약속이나 한 듯 모두 토스트와 우유라는 동일한 아이템을 같은 가격에 판매했기에 발길이 가는 대로 아무 집에 들러 식욕을 해결했다. 그런데, 유독 한 집에만 사람들이 북적이고 있는 걸 자주 목격할 수 있었다. 왠지 오래 기다려야 할 것 같아 그 집만 피하다가 시간이 제법 여유가 있던 어느 날 호기심에 그 집에 들어섰다. 그 뒤로 여는 사람들과 마찬가지로 필자 역시 북적거리는 그 가게 앞에 줄을 서게 되었다. 무슨 특별한 맛이라도 있어서 일까? 기대와 달리 별다른 맛의 차이는 느끼지 못했다. 대신 포장마차 안으로 들어서자 여느 집과 달리 주인아주머니가 고개 숙여 깍듯하게 인사하였고, 포장 안에 머무는 내내 환한 표정으로 응대해 주었다. 다 먹고 밖을 나서려 하자 주인아주머니가 환한 얼굴로 이렇게 인사를 하는 게 아닌가!

"먹고 살기도 힘든데, 오늘 하루도 웃으며 삽시다!"

# chapter.6

## 진실이 통하는 순간

# 고객접점 MOT

MOT(Moment Of Truth)의 시작

Hard, Soft, Human

우리 병원만의 MOT매뉴얼 만들기

주요접점별 응대 방법

병원MOT 점검표(Hardware)

병원MOT 점검표(Software, Humanware)

쉬어가는 터 – 인간과 소의 피할 수 없는 숙명의 순간 MOT

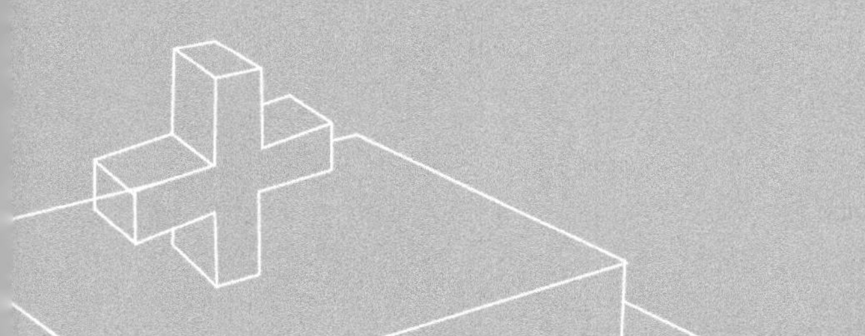

**"고객이 기업의 공간, 시설, 사람, 감성으로 만나는 매 순간이 마치 투우사가 소의 급소를 노리는 순간처럼 고객만족에 결정적인 영향을 미친다"**

MOT(결정적 순간고객접점)라는 용어는 리챠드 노먼(Richard Norman)이라는 스웨덴 학자가 처음 주창한 품질경영이론이다. SAS(Scandinavia Air System)의 사장인 얀 칼슨(Jan Calzon)이 경영에 도입하여 어렵던 회사를 흑자로 전환하는데 성공함으로써 세간의 주목 받기 시작했고 현재에 이르러 세계 많은 기업들이 고객만족 경영의 일환으로 MOT를 채택하고 있다. 수많은 접점으로 디자인되어있는 병원환경에서도 역시 MOT는 빼놓을 수 없는 핵심경영전략으로 자리잡고 있다.

# MOT(Moment Of Truth)의 시작

36세에 이미 스웨덴의 국내선항공사의 경영자로 발탁되어 세계 최연소 항공사 사장이라는 기록을 갖고 있던 얀 칼슨은 탁월한 경영능력을 인정받아 3년 연속 큰 적자에 허덕이고 있던 국제항공사 SAS(Scandinavia Air System)의 경영자로 추대된다.

칼슨은 SAS입성과 동시에 전통적인 피라미드 조직 구조를 고객에 바짝 다가서는 수평구조로 바꾸고, 최일선에서 고객을 맞이하는 모든 직원들에게 15초 동안 '결정적 순간'의 아이디어와 대책을 강구할 수 있는 책임과 권한을 위임하였다. 직원들에게 매 순간 고객을 위해 무엇을 할 것인가에 대한 답을 스스로 찾게 한 것이다.

직원들에게 매 순간 고객을 위해 무엇을 할 것인가에 대한 답을 스스로 찾게 한 것이다.

SAS는 항공기교체에만 관심을 쏟는 기존의 항공사들과 달리 고객만족을 위한 다양한 노력을 펼쳤다. 유니폼을 교체와 지속적인 서비스교육을 실시하는 등 비즈니스전문항공사의 이미지를 만들기 위해 투자를 아끼지 않았다. 항공여행이 잦은 비즈니스맨들을 겨냥해 가격이 저렴한 유로클래스를 선보였고, 정확한 시간에 출발하고 도착할 수 있는 고객 중심의 시스템을 만드는데 총력을 기울였다. 이것은 고객은 그들이 탔던 항공기의 기종이 무엇이였나보다 접점에서 만난 항공사 직원들이 자신들에게 어떻게 해주었는지, 비행시간이 얼마나 초과되었는지를 더 잘 기억한다는 것에 초점을 맞춘 고객중심전략이였다. 항공요금은 최대한 낮추고 최일선에서의 서비스 질을 높인 결과 유가파동으로 세계 항공사들이 총 20억 달러의 적자를 내고 있을 당시 단 1년 만에 흑자전환이라는 기염을 토해낸다.

세계최고의 항공사로 선정되었고, 에어트랜스포트월드에 '올해의 최우수 항공사'로 선정되는 영예를 안았다.

SAS는 이듬해 포춘지에 비즈니스 여행자에게 있어 세계최고의 항공사로 선정되었고, 에어트랜스포트월드에 '올해의 최우수 항공사'로 선정되는 영예를 안았다. 몇 년 후 이러한 경영 노하우는 'Moment Of Truth'라는 한 권의 책으로 출판되었고, 현재 국내외 많은 기업들과 의료기관에서 MOT전략을 품질경영차원에서 앞다투어 도입하고 있다.

# Hard, Soft, Human

고객이 서비스제공자의 내부에서 유통경로를 경험한다는 특성 때문에 항공사 못지않은 다양한 고객접점을 가지고 있는 곳이 병원이다. 병원의 고객접점은 크게 하드웨어(Hardware), 소프트웨어(Software), 휴먼웨어(Humanware) 세 가지 항목으로 구분할 수 있다. 하드웨어는 고객이 병원 안에서 물리적으로 체험하게 되는 요소로 주차장여건이나 대기실환경, 계단, 화장실, 의료장비와 비품, 각종 편의시설 등이 이에 속한다.

소프트웨어는 의료적 요소와 의료외적 요소로 구분되는데, 진료행위를 하는 사람들의 시술 능력이나 상담능력 등 진료에 직접적인 영향을 미치는 것들을 의료적 요소라 한다면 H.I.(Hospital Identity), 동선, 조명, 음악 등 오감만족을 이끌어내기 위한 것들을 의료외적 요소라 할 수 있다. 휴먼웨어는 면대 면으로 마주하는 순간에 마음으로 느끼는 요소로 직무태도, 표정, 복장, 커뮤니케이션 능력을 말한다.

H.I.(Hospital Identity), 동선, 조명, 음악 등 오감만족을 이끌어내기 위한 것들을 의료외적 요소라 할 수 있다.

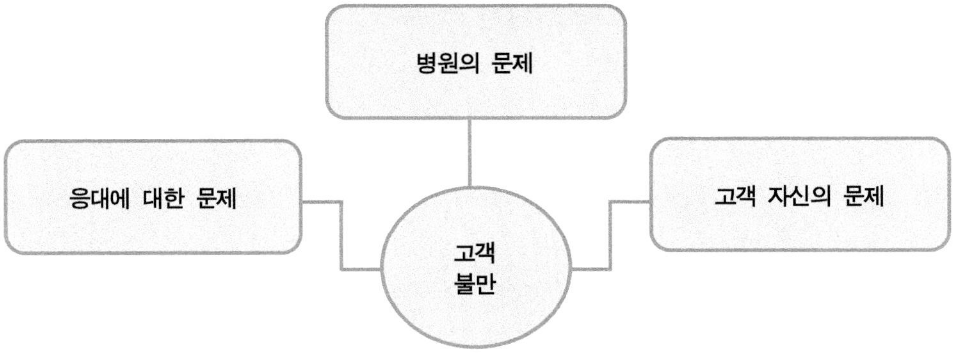


MOT의 맹점은 연계성이다. 어느 한 접점의 노력만으론 결코 고객만족이라는 열매를 맺을 수 없다. 소프트웨어, 하드웨어, 휴먼웨어가 오케스트라를 연주하듯 삼박자가 잘 어우러져야 비로소 탄탄한 고객접점이 완성된다.

# 우리 병원만의 MOT매뉴얼 만들기

병원의 문턱을 넘는 순간, 혹은 주차장에 차를 대는 순간부터 병원과의 만남이 시작된다. 병원을 찾는 고객이면 누구나 접수와 상담, 검사, 진료, 수납과 같이 정해진 프로그램에 의해 공간을 이동하게 되고 매 공간마다 새로운 환경과 사람을 접하게 된다. 고객이 거쳐 가는 모든 요소요소가 바로 병원의 고객접점이 되는 것이다.

지금부터 우리 병원만의 고객접점 매뉴얼 작성법에 대해 살펴볼 것이다. MOT매뉴얼을 작성하기 위해서는 먼저 병원 안에 있는 내가 아닌, 고객의 눈을 가져야 한다. 고객입장에서 진료 프로세스를 그대로 따라가 보는 것으로 매뉴얼작성 1단계가 시작되기 때문이다.

## 1. 접점여행하기

접점을 여행하는 방법에는 크게 3가지가 있다. 첫 번째 방법은 직접체험 방법으로 본인이 직접 고객이라고 가정하고 여행을 해 보는 것이다.

두 번째 방법은 간접체험방법으로 미스터리 샤퍼(Mystery shopper)를 기용하거나 진료를 막 끝마치고 MOT를 벗어나려는 고객을 대상으로 설문조사를 해보는 것이다.

세 번째 방법은 안내체험방법으로 우리 병원을 한 번도 찾은 적이 없는 사람을 대상으로 직접 안내자가 되어 MOT을 동반여행을 해보는 것이다.

어느 방법을 택하든 한 사람이 전담하기보다 여러 사람을 참여시키는 것이 객관적인 답을 구하는데 효과적이며, 질환별로 테마를 설정해 여행하는 것도 좋다. 여행을 마친 후 미리 작성해놓은 고객접점 표와 비교하고, 관계자들이 함께 모여 브래인스토밍 방식으로 토의한다.

## 2. 공간나누기

접점여행과 브래인스토밍을 통해 얻어진 접점에 관련된 자료들을 한데 모아 이동경로를 큰 구획(Unit)으로 나눠 다음과 같이 접점 사이클을 설계한다.

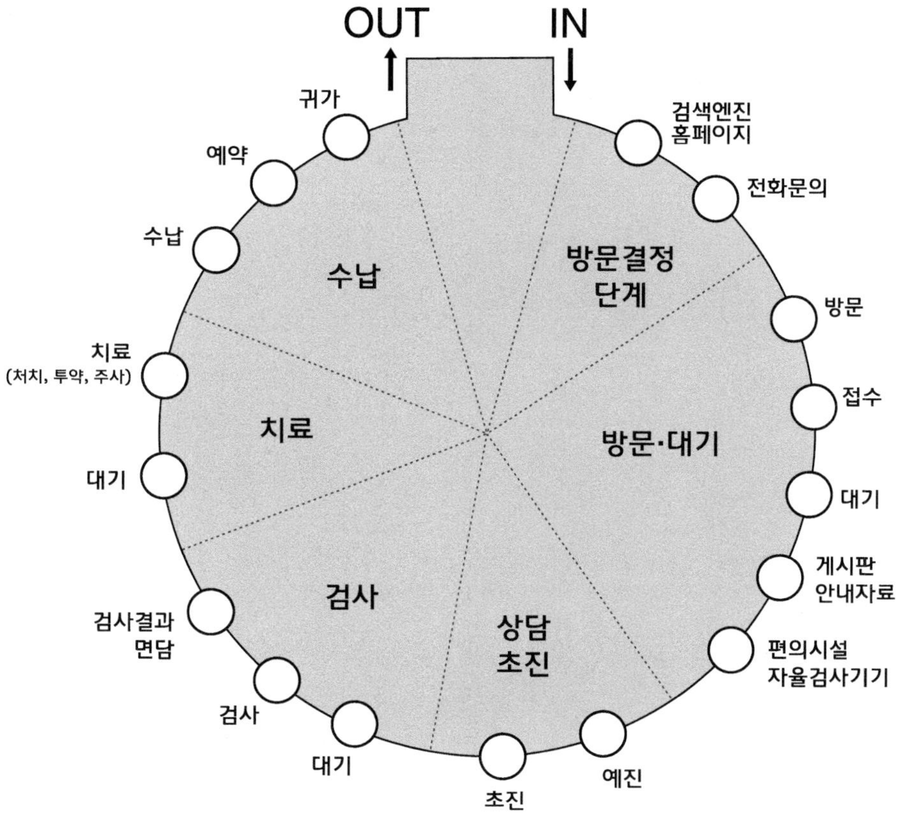


['의료서비스이론과 실무', 김기철 외 발췌]

## 3. 세부매뉴얼 작성하기

구획(Unit)별 접점이 파악되면 각 접점을 상황 별 세부접점으로 나누고 세분화된 접점매뉴얼을 작성과 함께 문제점 및 개선방안을 모색한다. '안내데스크'라는 접점을 예로 들면 고객이 문을 열고 입장하는 순간, 초진접수를 받는 순간, 길 안내를 하는 순간 등 접수상황에서 일어날 수 있는 세부항목을 만들고 현 시점에서의 문제점을 파악하고 개선사항을 정리한다.

## 4. 매뉴얼 발표 및 리허설

되도록 전 직원이 모인 자리에서 접점 별 응대매뉴얼을 발표한다. 자기가 속한 접점뿐만 아니라 다른 접점과 매뉴얼을 교환하여 서로가 맡은 접점의 연관성을 이해하고 공유할 수 있도록 한다. 발표가 끝나면 자신의 근무처로 돌아가 팀별 리허설과 종합 리허설까지 마친 후 빠진 부분은 없는지, 잘못된 부분은 없는지 최종점검에 들어간다.

## 5. 새로운 매뉴얼대로 행동하기

MOT는 철저하게 곱셈의 법칙을 따른다. 곱셈의 법칙이란 모든 접점에서 좋은 점수를 받는다 하더라도 단 한 개의 접점이 0점을 받는다면 모든 서비스가 0이 돼버리고 만다는 이론이다. 이를테면 병원 내 모든 접점에서 만족감을 느낀 고객이 마지막 병원문을 나서는 순간 가래침을 뱉는 직원을 보았다면 각 접점에서 얻은 점수는 한방에 물거품이 된다는 이야기다. 지금까지 우리의 노력은 까맣게 잊은 채 고객 앞에서 침이나 뱉는 병원으로 기억하게 될 테니까 말이다.

MOT의 실천은 처음과 나중 없이 모든 접점에서 동시에 이루어져야 하며 지속적인 관리와 모니터링이 뒤따라야 한다.

# 주요접점별 응대 방법

## 1. 병원의 또 다른 얼굴 홈페이지

인터넷이 보급되기 이전에는 고객이 주차장에 차를 대거나 병원에 들어서는 순간부터 고객과의 만남이 시작되었다. 하지만 요즘은 블로그나 카페에 접속하거나 검색사이트를 통해 홈페이지를 클릭하는 순간부터 고객과의 만남이 시작된다.

검색엔진을 통해 홈페이지를 처음 방문한 고객은 단 몇 초안에 이 홈페이지에 계속 머무를지 떠날지를 결정한다. 고객의 발길을 잡아두고 싶다면 여느 병원홈페이지에서나 볼 수 있는 뻔한 컨텐츠보다 참신하고 개성 넘치는 아이디어로 정보를 쉽고 재미있게 전달해야 한다. 홈페이지의 얼굴이라 할 수 있는 메인 페이지는 오만 잡동사니를 다 끼워 넣기 보다 원하는 정보로 빠르고 쉽게 접근할 수 있도록 직관적이어야 하며 예약이나 진료안내와 같은 고객이 자주 찾는 메뉴는 눈에 잘 띄도록 이미지화 시켜놓는 것이 좋다.

홈페이지를 단순히 외무마케팅도구로만 여겨서는 안 된다. 이 역시 하나의 분명한 고객접점임을 인지하고 원내 시설 못지않은 적극적인 관리와 애정을 가져야 한다.

## 홈페이지를 통해 고객과 소통하기

### 1. 게시판을 이용한 상담코너를 마련한다.

게시판은 최소 2시간 이내에 답변이 이루어질 수 있도록 상시 모니터링을 해야 한다. 진료안내나 치료에 대한 간단한 질문은 즉각 답변해 주되 시술방법이나 치료성과 등 민감한 질문에 대해서는 전화나 방문상담을 유도하는 것이 좋다.

### 2. 웹페이지를 통해 예약을 받는다.

예약폼은 누구나 쉽게 예약을 할 수 있도록 복잡하지 않게 페이지를 구성한다. 인터넷으로 예약이 접수되면 전화나 문자메시지를 통해 예약이 성공적으로 이루어졌음을 알려주고, 진료 전날 리콜 해주어 예약부도율을 최소화한다.

### 3. 글과 그림, 동영상 등을 이용해 병원을 소개한다.

병원을 직접 찾기 이전에 병원에 대해 알 수 있도록 어떤 프로그램으로 어떻게 진료하는 지 소개함으로써 진료에 대한 공포와 낯설음을 덜어준다. 진료관련 내용을 전달할 때에는 예를 통해 풀어서 설명하고, 사진이나 삽화를 적극 활용해 고객의 눈높이에서 이해하기 쉽도록 구성한다.

미주왈 고주왈

## 잘 나가는 병원홈페이지 따라잡기

### 꼭 한 번 가보고 싶은 - VIP성형외과

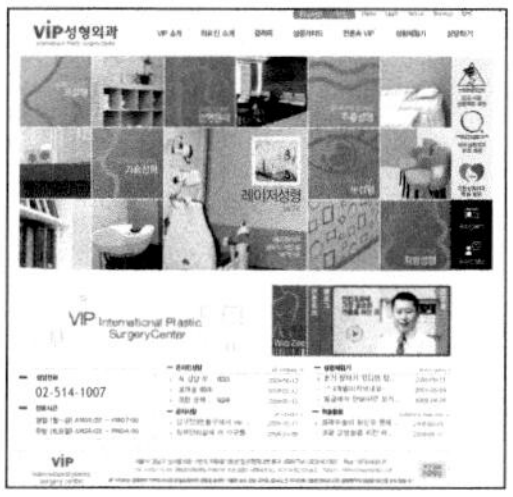

홈페이지가 열리면 큰지막하면서도 아기자기한 플래시 메뉴가 한눈에 시선을 사로 잡는다. 눈성형, 코성형 처럼 각종 시술에 따라 잘 구분된 메뉴를 따라가보면 또 다른 홈페이지인양 섹터마다 다채롭고 설명이 잘 되어 있는 각각의 서브페이지를 만날 수 있다. 각종 성형정보는 물론, 고객의 작은 물음에도 성의 있게 답하고 있는 게시판과 자체 제작한 삽화가 곁들어진 시술설명 등이 눈에 띈다. 특히 주목할 만한 곳은 겔러리. 1층 현관입구부터 각층 별로 잘 정리된 갤러리의 사진은 성형에 관심이 없는 사람이라도 꼭 한번 가보고 싶을 정도로 예쁘게 구성되어 있다.

---

### UCC로 더 가까워진 - 분당서울대학교병원

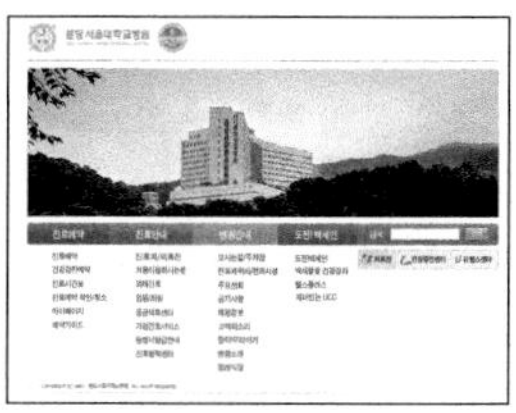

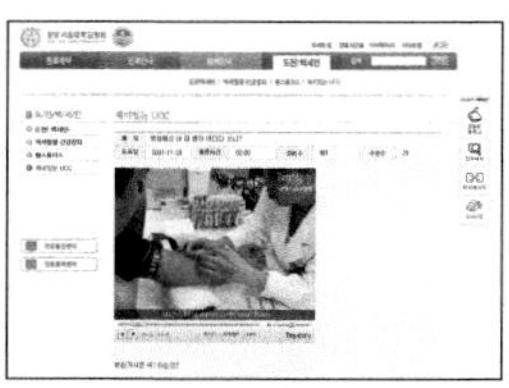

종합병원은 다양한 질병의 사람들이 모이는 곳이다 보니 홈페이지의 성격 역시 한 두 가지 컨셉으로 요약하기가 어렵다. 그래서인지 대부분의 종합병원 홈페이지는 왠지 모르게 딱딱하고 비슷비슷한 느낌을 준다. 분당서울대 병원도 처음 열리는 메인페이지는 딱딱함 그 자체다. 각 과별 리스트를 일목요연하게 정리만 해둘 뿐 선전이나 어떤 주변문구조차 하나 없다. 대신 다른 병원홈페이지에서 볼 수 없는 [재미있는UCC]라는 제목의 서비스가 눈에 띈다. 이 메뉴는 병원직원들이 직접 참여한 건강정보UCC를 담고 있는데, 단순 건강정보나 강좌가 아닌 실험을 통해 올바른 칫솔질을 알아본다던가, 채취한 혈액이 어떻게 이동하는지, 환자의 식사를 어떻게 준비하는 지 등 의학 또는 병원정보를 재미있고 친숙하게 전달 하고 있다. 현재 이 UCC는 병원홈페이지뿐만 아니라 인터넷포털에서도 꽤 인기를 끌고 있다.

미주왈 고주왈

**한방 소아포털 – 함소아한의원**

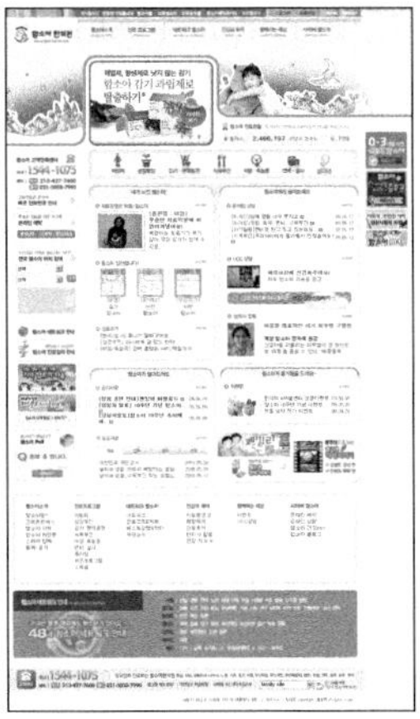

이름만 보아도 알 수 있듯 함소아한의원은 소아 전문 네트워크한의원 그룹이다. 현재 미국과 중국을 포함해 48개의 한의원이 함께 하고 있다. 함소아한의원 홈페이지의 컨셉을 한 마디로 요약하면 한방 소아포털사이트라 할 수 있다. 소아에게 자주 발생하는 각종 질환이나 육아관리에 대한 정보로 가득하다. 특히 부모가 이해하기 쉽도록 한의사가 직접 출연해 한의학에 대해 설명해주는 동영상 강좌가 마련되어 있고 격 달에 한번씩 건강정보에 대한 웹진을 발행하여 소아에 관한 건강정보를 전달 하고 있다. 또한 온라인 예약시스템과 e-챠트를 구축하여 한의원에 다녀간 적이 있는 고객의 진료내역 및 건강상태를 집에서 확인할 수 있도록 서비스를 제공하고 있다.

## 2. 레이더 기지 접수대

규모를 막론하고 병원 내 어느 시설보다 눈에 잘 띄는 곳에 자리하고 있는 곳이 바로 접수대다. 접수대는 진료접수, 수납 등 원무처리와 고객응대서비스를 제공하는 공간으로 고객과 면대 면으로 만나는 최초의 휴먼웨어접점이기도 하다.

중소 병 의원의 접수대는 원무 이상의 기능을 한다. 진료안내, 접수, 수납, 전화응대와 같은 원무서비스제공에서부터 외부손님맞이, 불만고객응대, 진료상담과 같은 고객응대에 관한 모든 업무가 이곳에서 이뤄진다. 때문에 데스크요원은 진료기록관리나 보험청구와 같은 행정업무에 능통해야 함은 물론 병원의 첫인상이 만들어지는 곳임을 감안해 자신의 이미지 관리에도 신경을 써야 한다.

## 3. 배려의 공간 대기실

병원은 쇼핑센터를 방문하는 것과는 전혀 다른 느낌을 준다. 당장에 몸이 불편해서이기도 하겠지만 질병에 대한 공포와 스트레스는 병원을 이내 낯선 공간으로 바꾸어버린다. 대기실은 이러한 고객이 가장 먼저 온 몸으로 분위기를 느끼는 공간이다. 따라서 원내 어느 곳보다 편안한 느낌으로 다가설 필요가 있다. 대기시간이 길어질 것에 대비해 차나 간단한 간식거리를 준비해둔다거나 자율검사기기나 읽을거리를 비치해 놓아 대기시간의 무료함을 달랠 수 있도록 한다. 또한 의료진이 직접 대기실을 들러 고객의 안부를 묻는다거나 서성이는 사람이 있으면 스텝 중 누구라도 먼저 다가가 대화를 청하는 등의 인간미가 물씬 풍기는 장소가 되어야 한다. 이러한 배려와 노력은 고객이 느끼는 치료효과에 도움을 주며 고객만족이라는 큰 열매로 되돌아 올 것이다.

미주왈 고주왈

### 대기실 분위기는 이렇게

고급스러운 분위기를 연출한답시고 대기실전체를 검정색이나 대리석으로 모던하게 꾸미는 경우가 있다. 하지만, 모던한 인테리어는 안 그래도 낯선 병원을 더욱 삭막하게 만들 뿐이다. 이보다는 살아있는 식물을 키우거나 회화 등을 게시하는 것이 안정을 취하게 하는데 효과적이다. 조명은 전체가 밝으면서도 어느 한 곳으로 빛이 몰리지 않게 하고, 라디오나 TV를 틀어놓기 보다는 몇 분만 들어도 잠이 스르르 올 것 같은 잔잔하고 고요한 음악을 들려주는 것이 좋다.

## 4. 결과보다 과정이 더 중요한 검사실

지금까지 의료는 과정보다는 결과에 집중하는 경향을 보여 왔다. 하지만 삶의 질 차원에서 건강을 바라보는 요즘은 치료만큼이나 예방에 대한 관심이 높아져 의사의 권유 이전에 스스로 검사실을 찾는 발걸음도 꾸준히 늘고 있고 있다.

고객에게 검사실은 병원 내 어느 곳보다도 차가운 공간이다. 검사결과에 대한 초조함과 낯선 기계들, 그것에 몸을 의탁해 무언가를 해야 한다는 것 자체만으로도 긴장감을 유발하기 충분하다. 때문에 검사실에서의 응대는 그 어느 곳보다 따뜻함이 요구된다.

미주왈 고주왈

### 검사실 요원이라면

1. '뭔지는 모르지만 시키니까 한다.'는 식보다는 기기가 어떤 원리에 의해 작동되는지, 이 검사를 통해 무엇을 알 수 있는지 검사에 앞서 충분히 설명해 준다.
2. 검사실 안에서는 검사자의 말 한마디, 표정 하나도 민감하게 받아드린다. 혼잣말로 중얼거리거나 고개를 갸우뚱하는 등의 제스처는 되도록 삼가 한다.
3. "옷 벗으시고 이리로 다시 오세요."와 같은 명령조 보다는 "기기 앞으로 한 걸음 더 바짝 서 주시겠습니까?"와 같이 청유형 언어를 사용한다.
4. 가운 등을 미리 준비해두고 탈의 시 고객의 프라이버시를 최대한 지켜주도록 배려해야 한다.

## 5. 마음부터 치료하는 치료실(처치실, 물리치료실, 주사실)

주사실에 들어서면 "이쪽으로 오세요."라는 말로 인사를 대신한다. 이 후 "뒤 돌아서세요.", "바지를 내리세요." 와 같은 지시가 이어지고 주사를 마치고 몸을 추스를 무렵이면 간호사는 이미 곁에서 사라지고 없다. 누구나 한 번쯤 주사실에서 피 묻은 거즈를 손에 쥔 채 어느 문으로 나가야 할지 몰라 두리번거렸던 경험이 있을 것이다.

대기실에는 갖은 정성을 쏟으면서 정작 치료실환경에 소홀한 경우를 자주 목격하게 된다. 치료기기들이 자기 자리를 찾지 못한 채 여기저기 널부러져 있는가 하면, 공간이 협소하다는 이유로 치료실구석에 온갖 잡동사니를 쌓아놓기도 한다. 심지어 피 묻은 솜과 다 쓴 주사기들로 가득한 폐기물 처리함이 뚜껑이 열린 채 고객 앞에 버젓이 놓여있는 경우도 있다. 치료실은 병원 내 그 어느 곳보다 청결해야 한다. 기기들과 치료에 관련된 비품들은 지정된 곳에 가지런히 놓여있어야 하며 기기들은 각각 담당자를 지정하여 매일 상태를 확인하여 치료에 지장이 없도록 해야 한다.

> 치료실은 병원 내 그 어느 곳보다 청결해야 한다. 기기들과 치료에 관련된 비품들은 지정된 곳에 가지런히 놓여있어야 하며 기기들은 각각 담당자를 지정하여 매일 상태를 확인하여 치료에 지장이 없도록 해야 한다.

고객에게 치료실은 새로 만나는 공간이다. 고객이 치료실로 들어서면 새 고객을 맞이하듯 공손히 인사하고 인사를 나눈 사람이 치료시설까지 직접 안내한다. 치료담당자는 시술이나 처치에 앞서 자신이 누구이며, 어떤 순서로 치료가 진행될지 먼저 소개하고 고객의 프라이버시를 최대한 지켜줄 수 있도록 탈의시설이나 치료실커튼 등을 꼼꼼히 챙겨준다. 치료 중 스텝간 사적 대화나 휴대폰 문자 등은 절대 금물이다.

치료실을 출입하는 병원코디네이터가 꼭 지켜야 할 수칙이 하나 있다. 바로 위생이다. 치료실은 특성상 감염과 같은 또 다른 질병에 노출될 위험이 크기 때문에 본인은 물로 고객과 스텝들의 청결과 위생관리를 최우선으로 생각해야 한다. 병원 내 어디에서도 마찬가지지만 치료실에서의 위생관리는 아무리 강조해도 지나침이 없다.

# 병원MOT 점검표(Hardware)

| 주차 | 주차공간이 확보되어있고 주차가 용이한가? | 상□ 중□ 하□ |
|---|---|---|
| | 주차안내 도움이가 있어 주차에 도움을 주고 있는가? | 상□ 중□ 하□ |

| 현관 | 입구(현관)은 찾기가 쉬우며 눈에 띄기 쉬운 안내가 되어있는가? | 상□ 중□ 하□ |
|---|---|---|
| | 병원의 특성 및 이미지를 대표하는 간판 및 로고가 새겨져 있는가? | 상□ 중□ 하□ |
| | 야간 벨이나 비상벨 등이 환자의 눈높이(시야)에 설치되어있는가? | 상□ 중□ 하□ |
| | 현관문은 손잡이를 통한 전염성 질환의 감염 및 편리성을 위해 자동문이 설치되어 있는가? | 상□ 중□ 하□ |
| | 신발을 벗고 들어갈 경우 갈아 신을 슬리퍼는 깨끗한가? | 상□ 중□ 하□ |
| | 고객들이 벗은 신발 및 우천 시(우산)등은 잘 정리정돈 되어있는가? | 상□ 중□ 하□ |
| | 병원입구 및 현관은 전체적으로 청결하며 방문이 편리하도록 되어있는가? | 상□ 중□ 하□ |

| 안내데스크 | 병원의 환자맞이 접점으로 병원 입구를 들어서면 안내대가 바로 시야에 있는가? | 상□ 중□ 하□ |
|---|---|---|
| | 접수창구는 안과 밖에 잘 정리 정돈 되어있는가? | 상□ 중□ 하□ |
| | 접수창구에는 의료진과 전문과목이 소개되어 있는가? | 상□ 중□ 하□ |
| | 접수창구의 높이가 바닥으로부터 1m가 적당하며 고객이 서서 접수와 안내 받기에 적당한가? | 상□ 중□ 하□ |
| | 접수대에는 고객이 사용할 수 있는 필기구가 부착되어있는가? | 상□ 중□ 하□ |
| | 접수창구 안의 공간은 두세 명의 직원이 업무 시 이동을 위한 동선이 편리한가? | 상□ 중□ 하□ |
| | 고객을 응대할 때는 선 자세를 유지할 수 있도록 의자의 배치 및 공간은 충분한가? | 상□ 중□ 하□ |

| | | |
|---|---|---|
| 대기실 | 대기실과 진료실의 구분이 잘 이루어져 있는가? | 상□ 중□ 하□ |
| | 대기실이 병원 동선의 중앙에 위치하고 있는가? | 상□ 중□ 하□ |
| | 대기실에서는 접수창구와 진료실 등이 눈에 잘 띄는가? | 상□ 중□ 하□ |
| | 대기실의 의자는 청결하고 편안함을 주는가? | 상□ 중□ 하□ |
| | 내원고객들이 앉아서 대기할 수 있는 좌석이 충분히 확보되어 있는가? | 상□ 중□ 하□ |
| | 대기실의 조명은 너무 밝거나 어둡지 않으며 항상 조명의 밝기를 체크하는가? | 상□ 중□ 하□ |
| | 고객을 위한 음료(생수, 커피, 녹차)등이 준비 되어 있는가? | 상□ 중□ 하□ |
| | 음료 및 다과는 고객들이 이용하기 편리한 위치에 설치되어 있는가? | 상□ 중□ 하□ |
| | 대기실이 전체적으로 잘 정리 정돈 되어있는가? | 상□ 중□ 하□ |
| | 주변 환경(화분이 죽어있거나)과 음악 라디오 TV 등이 잘 돌아가고 있는가? | 상□ 중□ 하□ |
| | 소아를 위한 시설이 있다면 놀이시설 및 장난감은 청결한 상태로 잘 준비되어 있는가? | 상□ 중□ 하□ |
| | 대기실의 잡지는 시간이 지난 오래된 것이 아니라 현재의 도서로 청결하게 배치되어 있는가? | 상□ 중□ 하□ |
| | 잡지와 도서의 기호나 취미는 고객(환자)들이 선호하는 것이 맞는가? | 상□ 중□ 하□ |
| | 환자를 위해 진료실까지 안내를 잘 하는가? | 상□ 중□ 하□ |

| | | |
|---|---|---|
| 진료실 | 진료 상담 테이블은 청결하고, 정리정돈이 잘 되어 있는가? | 상□ 중□ 하□ |
| | 진료실 데스크 위치는 병원 전체의 동선을 충분히 고려하여 배치가 되어있는가? | 상□ 중□ 하□ |
| | 진료실에서 외부의 소리가 들리지 않는가? | 상□ 중□ 하□ |
| | 진료실의 조명은 너무 밝거나 어둡지 않은가? | 상□ 중□ 하□ |
| | 진료실 문은 여 닫을 때 소음이 없이 움직임이 부드러운 자재를 사용했는가? | 상□ 중□ 하□ |
| | 고객의 의자와 보호자의 의자가 같이 준비되어 있는가? | 상□ 중□ 하□ |
| | 진료실내의 집기와 장비는 청결하게 유지되고 있는가? | 상□ 중□ 하□ |
| | 진료실 내 베드와 진료기구 및 전반적인 기물을 모두 청결히 관리 유지되고 있는가? | 상□ 중□ 하□ |

| | | |
|---|---|---|
| 화장실 | 화장실은 전체적으로 청결하게 잘 유지 관리 되고 있는가? | 상□ 중□ 하□ |
| | 화장실은 대기실에서 고객의 눈에 잘 띄며 쉽게 찾아갈 수 있도록 위치 표시가 크고 확실한가? | 상□ 중□ 하□ |
| | 화장실 입구는 오픈 되어있지 않아 밖에서 안이 잘 들여다 보이지 않는가? | 상□ 중□ 하□ |
| | 방향제 설치 및 환기로 불쾌한 냄새 제거 및 좋은 냄새가 날 수 있도록 조치했는가? | 상□ 중□ 하□ |
| | 청소도구나 정리도구가 밖에서 보이지 않도록 조치했는가? | 상□ 중□ 하□ |
| | 화장실 내부에는 가방 및 물건 등을 놓을 수 있는 받침대 혹은 물건걸이 등이 설치되어 있는가? | 상□ 중□ 하□ |
| | 두루마리 화장지의 준비되어 있으며 넉넉한가? | 상□ 중□ 하□ |
| | 휴지통은 꽉 차있지 않은지 수시로 체크하는가? | 상□ 중□ 하□ |
| | 세면대위에 비누와 페이퍼타올, 손 건조기 등 물품 및 시설이 갖추어져 있는가? | 상□ 중□ 하□ |
| | 세면대 주변 및 바닥과 거울 모두 깨끗한가? | 상□ 중□ 하□ |
| | 화장실의 손잡이는 고장 난 채 방치되어있지 않는가? | 상□ 중□ 하□ |
| | 주사를 맞거나 치료를 받는 치료실 안 침대는 되도록 밖에서 보이지 않는 위치에 배치했는가? | 상□ 중□ 하□ |

| | | |
|---|---|---|
| 치료실 | 밖에서 보이는 경우 침대 옆으로 간이 막을 설치했는가? | 상□ 중□ 하□ |
| | 피 묻은 거즈나 주사기 등이 보이지 않도록 뚜껑 있는 폐기물 처리함을 이용하는가? | 상□ 중□ 하□ |
| | 전체적인 치료실의 상태는 청결하고 안정감을 주고 있는가? | 상□ 중□ 하□ |
| | 의료장비나 치료기기들은 모두 청결하게 유지 관리 되고 있는가? | 상□ 중□ 하□ |
| | 기기 및 장비가 고장이 나 있거나 사용이 안 되어 방치되어 있는 것은 없는가? | 상□ 중□ 하□ |
| | 환자들을 위하여 적절한 온도를 유지하고 있는가? | 상□ 중□ 하□ |

# 병원MOT 점검표 (Software, Humanware)

| | | |
|---|---|---|
| 진료외적 요소 | 병원 홍보 자료를 통해 복도 및 대기실 기타구역에서 내부 마케팅 활동을 하고 있는가? | 상□ 중□ 하□ |
| | 병원을 구역별로 나누어 담당 직원이 관리하고 있는가? | 상□ 중□ 하□ |
| | 원장에 대한 홍보가 병원 내 자료와 내부 직원들을 통해 적절하고 균형 있게 이루어지고 있는가? | 상□ 중□ 하□ |
| | 게시판을 활용해 병원내부행사, 직원들의 동정들을 수시로 알리고 있는가? | 상□ 중□ 하□ |
| | 홈페이지의 적극활용, 병원뉴스, 시술프로그램, 문의게시판, 고객정보이용란을 활성화하고 있는가? | 상□ 중□ 하□ |
| | 적절한 시기에 해피콜과 리콜 업무를 하고 있는가? | 상□ 중□ 하□ |
| | 시기별로 주요환자에게 DM발송을 하고 있는가? | 상□ 중□ 하□ |
| | 초진환자들에게 전화나 선물을 통해 감사표시를 하고 있는가? | 상□ 중□ 하□ |
| | 고객소리함의 설치 및 불만족 고충을 들어주고 해결하려고 노력하고 있는가? | 상□ 중□ 하□ |
| | 고객만족실천을 위한 직원들의 자율적, 창의적 업무능력발휘를 위한 재량권을 부여하고 있는가? | 상□ 중□ 하□ |
| | 병원 혹은 의사 및 직원의 명함이 접수대에 준비되어 있는가? | 상□ 중□ 하□ |
| | 고객이 진료실로 들어가기 전에 먼저 담당의사가 고객의 정보를 미리 파악할 수 있게 한다 | 상□ 중□ 하□ |

| | | |
|---|---|---|
| 진료적 요소 | 치료 전 고객의 증상, 치료 진행 상태, 통증 정도를 미리 설명하여 사전정보를 주고 있는가? | 상□ 중□ 하□ |
| | 진료 중 고객에게 아픈 원인 및 현 상태를 설명하여 이해시키고 적절히 치료 의사를 표현하고 공감하도록 배려하고 있는가? | 상□ 중□ 하□ |
| | 진료의 시작과 끝을 명확히 하고 있는가? | 상□ 중□ 하□ |
| | 다음 진료 약속 일을 반복하여 재확인해 주었는가? | 상□ 중□ 하□ |
| | 검사(진료)가 이루어지는 과정을 자세히 설명해 주고 그 가치를 인식하도록 하고 있는가? | 상□ 중□ 하□ |
| | 진료비가 비싸다고 하는 경우 그 이유를 상세히 설명하고 있는가? | 상□ 중□ 하□ |
| | 비싼 검사 결정시 환자들의 심적 부담감, 불편함이 없도록 편안한 분위기를 만들고 충분히 설명 하고 있는가? | 상□ 중□ 하□ |
| | 스텝간 개인적인 대화 사적인 농담 자주 하고 있지는 않는가? | 상□ 중□ 하□ |

## 쉬어가는 터

### 인간과 소의 피할 수 없는 숙명의 순간 MOT

선택된 소는 투우장에 내보내기 전 24시간 동안 햇볕이 들지 않는 암흑 속에 가두어 둔다. 오랜만에 빛에 노출되어 스트레스를 잔뜩 받은 소가 투우장에 등장하면 세 명의 투우사가 장내로 들어와 빨간 천을 이리저리 휘두르며 서서히 흥분시킨다. 이어 피카도르가 말을 타고 등장, 경기장을 휘저으며 흥분한 소를 기만하다 이내 긴 창을 몸통에 꼽는다. 흥분을 억제하지 못한 황소가 거칠게 날뛸 무렵 두 명의 발데릴레로가 나와 소의 돌진을 이리저리 피해가며 6개의 작살을 차례로 소의 목과 등에 찌른다. 하나씩 작살이 꼽힐 때마다 성난 황소는 더욱더 거칠게 날뛰고 관중들은 점차 흥분의 도가니에 빠져든다. 경기가 정점에 다다르면 웅장한 나팔소리와 함께 투우경기의 주인공인 마타도르가 등장한다. 화사한 중세시대의 귀족복장을 한 주인공인 마타도르는 빨간 천을 무용하듯 이리저리 흔들어대며 소의 뿔 공격을 피하고 조롱하기를 반복하다가 분위기가 최고조가 되었을 무렵 정면으로 돌진해 오는 소의 급소를 향에 일격을 가함으로써 피날레를 장식한다.

중세시대 왕의 즉위를 기념하기 위해 행해졌던 투우는 18세기에 이르러 대중화되었다. 유명했던 투우사 125명 중 무려 40명 이상이 투우장에서 죽음을 맞이했을 정도로 위험하기 짝이 없는 이 경기는 동물보호 단체의 반대에도 불구하고 경기소식이 사회면에 실릴 정도로 여전히 전통과 문화의 산물로 인정받고 있다. 경기의 최고 볼거리는 단연 인간과 소의 생명을 건 한판 승부가 벌어지는 마지막 3막이다. 경기가 막바지에 이르면 투우사는 빨간 천 사이로 돌진해오는 소의 급소를 향해 숨겼던 한발의 검을 날리고, 채 몇 초도 안 되는 짧은 순간에 삶과 죽음이 결정된다.

인간과 소의 피할 수 없는 이 숙명의 순간을 스페인어로 'Moment De La Verdad' 라고 하며 영어로 번역한 것이 바로 MOT(Moment Of Truth)이다.

# chapter. 7

## 이미지는 만드는 것이다

# 이미지메이킹



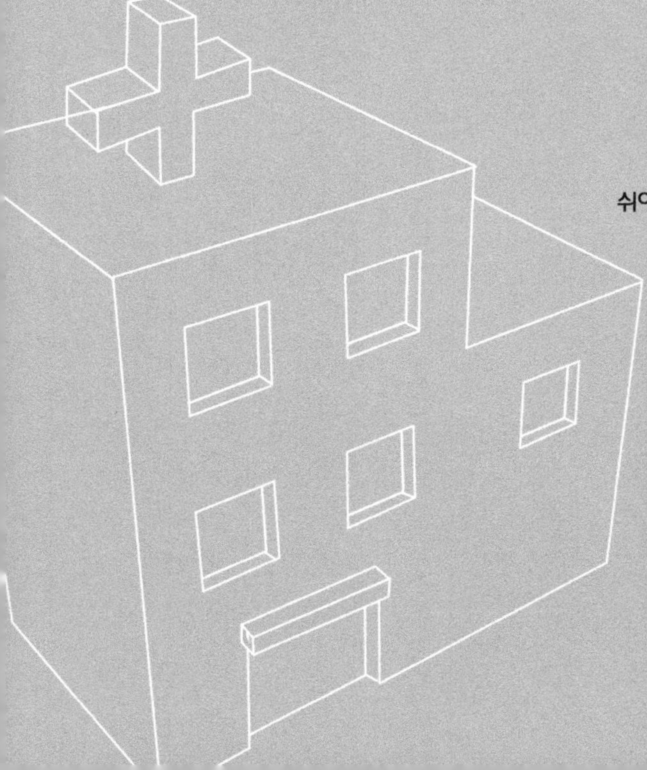

# 병원코디네이터의 이미지? 오해부터 풀고

"예쁘고 싹싹한 사람으로 추천 좀 부탁 드립니다."

아카데미로 병원코디네이터 추천을 의뢰하는 병원관계자 중 종종 이런 식으로 구인을 요구하는 사람이 있다.

"다른 요구사항은 없으십니까?"

"글쎄요. 코디네이터가 예쁘고 친절하면 됐지 뭐 더 필요한 게 있나요?

이 정도는 양반이다. 일전엔 강남 모 성형외과로부터 취업의뢰 전화를 받은 적이 있었는데,

"성형수술을 해도 상관없으니 각이 잘 나오고, 키는 165센티 이상 됐으면 좋겠네요. 참! 55사이즈 이하로 입을 수 있는 날씬한 사람이었으면 좋겠는데……."

라며 구체적인 외모의 기준을 제시한 적도 있었다.

"전화를 잘 못 거신 것 같습니다. 여기는 병원코디네이터학원이지 차밍스쿨이 아닙니다. 그런 사람은 모델학원에서 알아보시는 게 더 빠를 것 같습니다."

"전화를 잘 못 거신 것 같습니다. 여기는 병원코디네이터학원이지 차밍스쿨이 아닙니다"

학생을 가르치는 필자의 대답 역시 단호할 수밖에 없다.

병원코디네이터가 자리 잡은 지 어언 십여 년이 흘렀건만 아직

도 코디네이터를 병원의 얼굴마담쯤으로 생각하는 사람들이 있다니……. 병원코디네이터를 양성하는 교육인의 한 사람으로서 참으로 구슬픈 일이 아닐 수 없다. 아주 간혹 이긴 하지만 이런 요구를 받을 때마다 누구를 위한 병원코디네이터인가에 대한 생각을 하게 된다. 고객만족을 끌어내기 위해 165센티의 몸짱 코디네이터가 필요할까? 행여 병원장의 구미에 맞는 코디네이터를 찾는 건 아닌지…….

그렇다고 외모가 아무런 상관이 없다는 뜻은 아니다. 병원마다 선호하는 외모가 조금씩 차이가 있는 건 사실이다.

그렇다고 외모가 아무런 상관이 없다는 뜻은 아니다. 병원마다 선호하는 외모가 조금씩 차이가 있는 건 사실이다. 비만클리닉에서는 마르고 건강미가 넘치는 사람을, 피부과에서는 잡티 없는 깨끗한 피부를 갖은 사람을, 산부인과에서는 포근하고 정이 넘치는 외모를 선호한다. 하지만, 절대적인 기준은 아니다. 필자와 친분이 있는 비만클리닉 원장은 오히려 통통하거나 비만인 직원을 선호한다. 임상을 겪어본 사람이 더 상담을 잘 할 수 있다는 신념이 있기 때문이다.

외모가 출중하면 취업이나 병원생활에 더 유리할까? 사회통념을 운운한다면 할 말 없지만, 필자가 몸담고 있는 학원을 수료한 미인대회 출신인 C양은 오히려 자신의 화려한 외모와 생김새 때문에 수 차례 낙방의 고배를 마셔야 했다. 면접을 보는 병원마다 한결같이 부담스럽다는 뒷이야기를 전했다. 하지만, 지금까지 취업자 중 "못생겨서 곤란합니다."라고 보이콧 한 병원은 한 군데도 없었다.

이미지메이킹에 대해 공부하기 전에 외모에 대한 편견부터 버리자.

이미지메이킹에 대해 공부하기 전에 외모에 대한 편견부터 버리자. 얼굴이 밝고 환하다는 말은 기초화장이 잘 먹었다는 표현이 분명 아닐 게다. 미소와 표정이 밝다는 것이다. 코디네이터가 외형적으로 갖추어야 으뜸조건은 순간의 꾸밈이 아닌 오랜 시간 가꾸어온 용모, 즉 품행이다.

미주왈 고주왈

## 이미지는 머릿속에서 그려내는 그림이다

이미지는 시각, 청각 등의 직간접적인 체험을 마음속 거울을 통해 받아드린 후 머릿속으로 다시 한 번 그려내는 나만의 그림(象)이다. 새로운 사람을 만나고 나면 의래 '착해 보인다.' , '재미있어 보인다.', '궁색해 보인다.' 처럼 '~해 보인다.'라는 말로 느낌을 표현한다. 이것은 상대방의 표정, 말투, 차림새, 분위기를 통해 얻은 정보를 조합하여 내린 임의의 결론이며, 내 마음속에 새겨진 그 사람의 이미지이다.

이미지는 개인의 경험, 처한 상황이나 환경 또는 사회적 구속력에 따라 지극히 주관적으로 받아들이고 개인적 지각활동에 의해 평가된다. 때문에 평가에 있어 사람마다 차이를 보이기도 한다.

# 병원에도 이미지가 있다

"척추수술을 받을 땐 일단 W병원처럼 전문병원을 찾는 게 좋아."

"무슨 소리야! 간 이식하면 A병원이 단연 최고지."

"조금 비싸긴 하지만, 하루 이틀 쓸 것도 아니니고 임플란트는 Y 치과에 가서 하세요."

병원의 이미지는 문득 떠오르는 병원의 고유 느낌이다. 이러한 고유의 느낌은 위의 이야기처럼 병원선택의 기준이 되기도 한다. 마음속에 우리 병원을 한 분야에 으뜸병원으로 새겨 넣는 고객이 많아진다면 이보다 훌륭한 마케팅은 없을 것이다. 근래 들어 전문병원을 표방하는 병원이 늘고 있는 것도 병원의 이미지와 무관하지 않다. 하지만, 요구가 각양각색인 요즘 세상에 진료프로그램 만으론 고객의 마음을 빼앗을 수 없다.

"M병원에 가려니 왠지 불안해요. 화장실에 갔다가 깜짝 놀랐어요. 도대체 위생관리를 하는 병원인가 싶어요."

"대기시간에 차 한잔하라 길래 음료대에 갔었죠. 인스턴트커피밖에 없더라고요. 지난번에 의사선생님이 카페인을 절대 먹지 말라고 하셨는데, 여기 내과 맞나요?"

"병원이 너무 을씨년스러워서 그냥 나왔어요. 직원들도 표정이 이상하고, 왠지 모르게 여기서 수술 받으면 안 되겠다 싶더라고요."

위의 대화에서처럼 생각지 못 했던 복병이 고객의 마음과 발걸음을 돌려 세울 수도 있다. 고객에게 만족을 선사하려면 진료뿐만 아니라 병원 안 밖에서 보여 지는 이미지에도 세심한 관리가 필요하다.

미주왈 고주왈

### 좋은 이미지를 심어주려면

1. 밝고 명한 표정. 미소 띤 얼굴.
2. 단정한 복장과 나의 장점을 부각 시킬 수 있는 외모 가꾸기
3. 올바른 경어의 사용. 직위에 맞는 존칭 쓰기
4. 상대방의 이름을 기억하는 세심한 배려
5. 긍정적인 사고방식과 상대를 믿는 마음

# 첫인상과 이미지

'첫 눈에 반 한다'라는 말이 있다. 내 이상형이라고 단정 짓는 시간이 얼마나 짧았길래 첫눈이라는 표현을 쓸까? 상대방에게 매력과 호감을 심어주는데 필요한 시간은 과연 몇 초일까? 펜실베이니아 대 심리학과 로버트 쿠르즈반 교수는 연구결과 남녀 대부분이 첫 3초 동안에 얻은 정보로 교제 여부를 결정한다고 밝힌바 있다. 미국 프린스턴대 심리학 연구팀은 그 보다 훨씬 짧은 0.5초, 말콤 글래드웰은 자신의 저서인 '티핑 포인트'를 통해 "2초간의 판단이 오랜 시간의 이성적 논리 분석적인 판단보다 낫다"라고 이야기하고 있다.

첫인상의 중요성을 입증하는 이론 몇 가지를 살펴보자. 심리학자들은 '초두효과', '후광효과', '인지적 구두쇠성향'이라는 이론을 제시한다.

첫인상의 중요성을 입증하는 이론 몇 가지를 살펴보자. 심리학자들은 '초두효과', '후광효과', '인지적 구두쇠성향'이라는 이론을 제시한다. 초두효과이론은 어떤 사람에 대한 인상이 처음에 좋게 인식되면, 다음에 부정적인 행동에 대해서도 그의 행동을 합리화 시켜 생각하게 된다는 것을 뜻한다. 이를테면, 누군가를 소개할 때 좋은 점을 먼저 말하고 나쁜 점을 나중에 이야기하면 의래 먼저 말한 좋은 점을 더 깊이 마음속에 새긴다는 것이다. 후광효과는 첫 이미지를 통해 그 사람의 보이지 않는 면까지 넘겨짚어 본다는 이론이다. 깔끔한 외모에 매너 있는 말투는 처음 대면하는 상대방에게 그 사람의 지식수준, 생활수준, 자라온 환경 등 알지 못 하는 면까지 포함한 전체를 평가 하게 만든다. 인지적 구두쇠 성향이론은 사람들이 자기 주변을 인지하는 데 가능하면 많은 노력을 들이지 않는 다는 이론이다. 이는 처음 받아들인 이미지를 애써 부수고 새로운 이미지를 새기기 위해 큰 노력을 하지 않는 다는 것을 의미한다.

연속극에서 참하고 청순 가련한 역할을 주로 맡아 인기가 높았던 여배우는 TV밖 세계에서도 착하고 청순할 것이라는 이미지를 심어준다. 이것을 가리켜 후광효과라 한다. 부적절한 스캔들이 있어도 팬들은 매스미디어가 만들어낸 허구라고 믿고 배우를 보호하려 든다. 이것을 초두 효과라고 한다. 사람들은 그냥 늘 느끼던 느낌대로 지속하고 싶어 하는 경향이 있다. 때문에 배역의 성격이 바뀌면 의래 '저 배우는 역시 청순가련이 잘 어울려.' 하는 생각을 하게 된다. 이것이 인지적 구두쇠성향이다.

21세기, 스피드가 지배하는 세상에서 우리는 직장과 커뮤니티, 인터넷이 만들어낸 관계라는 틀 속에서 하루에도 수십 명의 사람들과 만남과 헤어짐을 반복하며 살아간다. 첫인상은 복잡한 세상에서 나라는 존재를 기억하게 하고 나의 편을 만드는 가장 손쉬운 방법이다. 첫인상은 순간의 꾸밈이나 타고나는 것이 결코 아니다. 살면서 만들고, 또 만들어지는 부분이 훨씬 많다. 지속적으로 좋은 이미지로 남기 위해서는 이미지를 창조하고 유지하기 위한 끊임없는 노력이 필요하다.

미주왈 고주왈

## 그렇다고 첫인상이 전부는 아니다

보기 좋은 떡이 먹기도 좋다는 말이 있듯, 첫인상이 전체 이미지에 큰 부분을 차지하고 있음은 부인할 수 없는 사실이다. 하지만, 그것은 상(象)으로 그려내기 쉽기 때문에 그런 것이고 실제로 그 사람의 능력, 개성, 지도력과 같은 요인도 이미지형성에 큰 요인으로 작용한다.

우아한 리본으로 장식된 예쁜 선물 상자는 받는 사람의 마음을 흡족하게 만들지만 결국 오래 남는 것은 속안에 들어있는 작은 반지인 것처럼 첫인상 뒤에 가려진 진실한 모습은 언제라도 상대방이 새겨두었던 이미지를 바꿀 수 있다. 다만 부정적인 이미지를 뒤집기 위해서는 그 반대의 경우보다 몇 배의 노력이 소요됨으로 처음부터 좋은 느낌 심어주는 것이 관계맺기에 유리하다.

# 병원코디네이터와 이미지메이킹

원내에서 제일 처음 마주하게 되는 병원코디네이터의 이미지는 병원 전체를 가늠하는 잣대가 된다. 병원코디네이터의 긍정적인 이미지는 진료의 신뢰로 이어져 병원을 다시 찾게 만들지만 부정적인 이미지는 병원 전체를 불쾌한 느낌으로 각인시켜버린다. 따라서 병원코디네이터의 이미지메이킹은 외적 이미지보다 내적 이미지에 무게를 둘 필요가 있다. 화려함 보다는 신뢰감을, 언변력을 앞세운 호객행위 보다 배려하는 마음을 전하도록 노력해야 한다.

간혹 기억에 남는 이미지를 심어준답시고 파격적인 패션이나 화려한 액세서리로 이미지메이킹을 시도하는 경우가 있는데, 이러한 강한 외적 어필은 병원의 이미지에 결코 도움을 주지 않는다. 오히려 부담감과 이질감을 심어줄 뿐이다. 독창성을 강조하기 보다는 고객을 아끼고 배려하는 이미지를 만들기 위해 노력해보자. 고객만족이라는 값진 선물을 얻게 될 것이다.

## 1. 당신의 마음을 표정에 담아라

사람의 얼굴은 80여 개의 근육을 움직여 2,000가지가 넘는 표정을 만들어낸다. 사람마다 얼굴모양새가 제각기라 세상에는 수를 셀 수 없을 만큼 많은 종류의 표정이 있고, 누구나 트레이드마크처럼 자신을 대표하는 고유의 인상과 표정이 있다. 하지만, 사람들이 선호하는 표정은 따로 있다. 바로 미소 띤 온아한 표정이다. 좋은 미소를 만들기 위해선 무엇보다 긍정적인 마음자세가 필요하다. 마음의 준비가 되었다면 그 뒤엔 무조건 훈련이다. 좋은 미소는 생활 속에서 꾸준히 연습하고 노력하는 가운데 몸에 배듯 얻어진다. 호감을 주는 좋은 미소를 갖고 있는 이들에게 물어보면 십중팔구 특별한 훈련이 없었노라고 입을 모으지만 실제로 자신도 모르는 새 생활 속에 트레이닝을 충실히 해온 결과다.

**미소 짓기**

| | | | |
|---|---|---|---|
| 좋은 표정 | 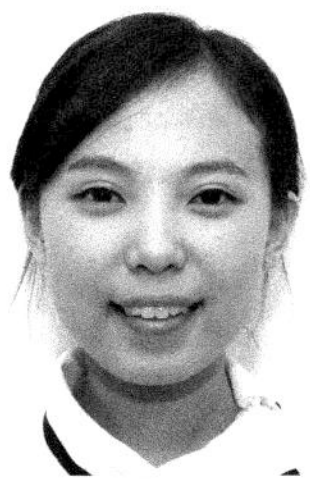 | 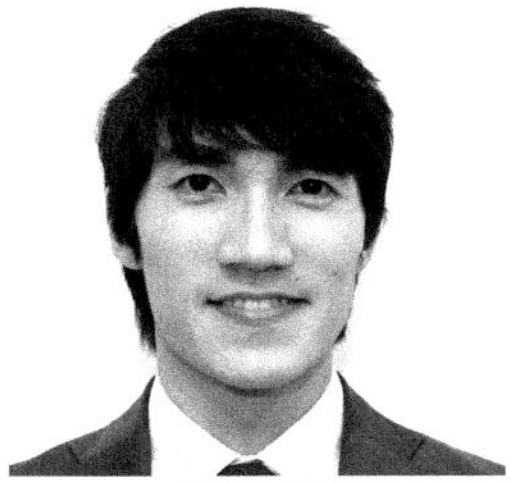 | 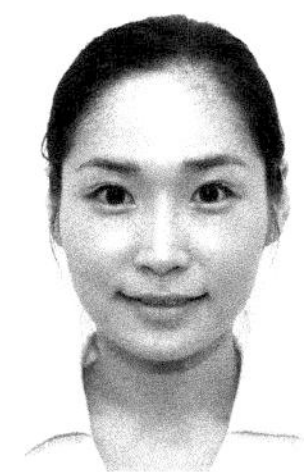 |
| 나쁜 표정 | 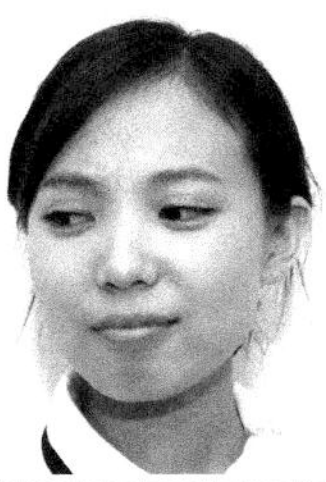 | 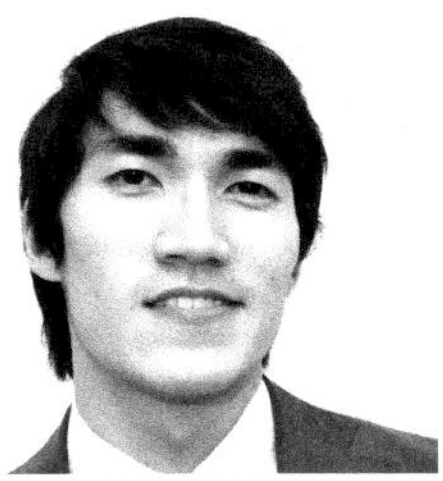 | 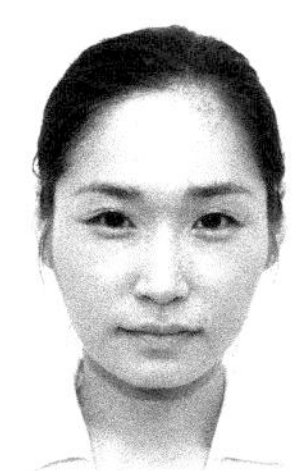 |

병원코디네이터에게 미소가 왜 중요할까? 첫째, 미소는 상대방을 진정시키는 효과가 있다. 온아한 미소와 눈빛은 고객의 심리적 고통을 다스리게 하는데 도움을 주지만 냉랭한 표정은 안 그래도 불안한 고객을 더욱 불안하게 만든다. 둘째, 미소는 전염성이다. 내가 먼저 밝게 웃으며 고객을 맞이하면 고객의 표정 또한

밝아지기 마련이다. 경직되었던 행동도 자연스러워진다. 셋째, 미소는 여유와 자신감의 표현이다. 여유 있는 미소는 진료의 확신과 전문성을 보여주는 도구가 되지만, 굳은 표정은 신뢰감을 떨어뜨린다.

미소 띤 표정이 언제나 지원군이 되어주는 것은 아니다. 진료상담 중에는 아무때고 입술 끝을 올려서는 곤란하다. 성형수술상담 중에 부작용을 걱정하는 고객에게 미소는 고객을 안심시키고 병원의 시술능력을 전하는 지원군이 되지만, 복통을 호소하며 무슨 병인지 몰라 안절부절 하는 고객에게 미소는 실실거림으로 비춰질 수 있다. 질병에 대한 이야기를 들어줄 때나 치료실에 들어가기 앞서 주의 사항을 이야기 할 땐 오히려 진진한 표정이 효과적이다.

## 2. 코디네이터의 자세는 병원의 자세

좋은 자세는 건강수명을 늘리는데 도움을 준다. 언젠가 100년 이상 장수한 노인들의 사진을 본적이 있는데 한 가지 공통점을 발견할 수 있었다. 곧고 바른 자세다. 정형외과 의사들과 한의사들 모두 오래 살려면 허리를 곧게 펴야 한다는 것에 대해 이견이 없다. 무엇보다 병원코디네이터의 자세는 개인과 병원의 품격에도 영향력을 행사하기 때문에 특별히 신경 써야 한다.

## 바른 자세

| | 서 있는 자세 | 앉아 있는 자세 |
|---|---|---|
| 좋은 자세 | 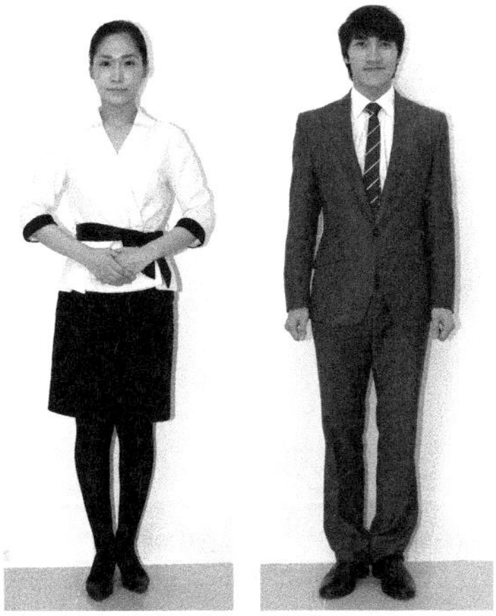 | 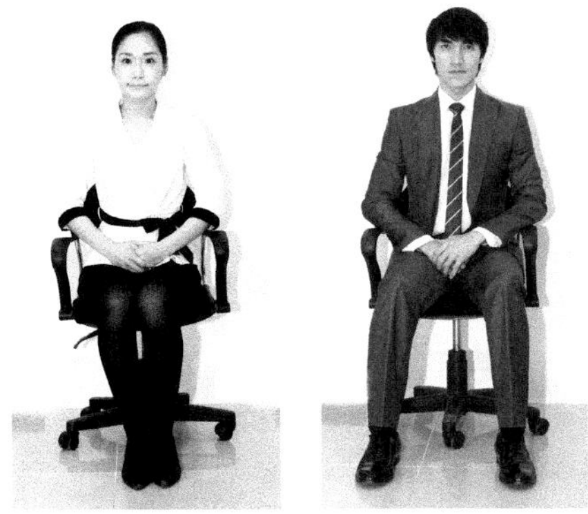 |
| 나쁜 자세 | 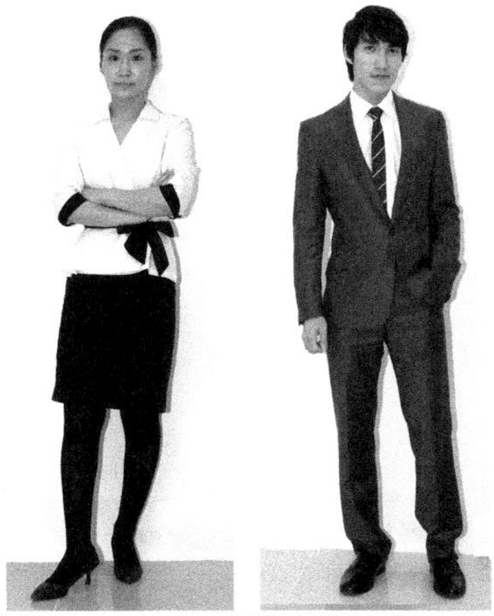 | 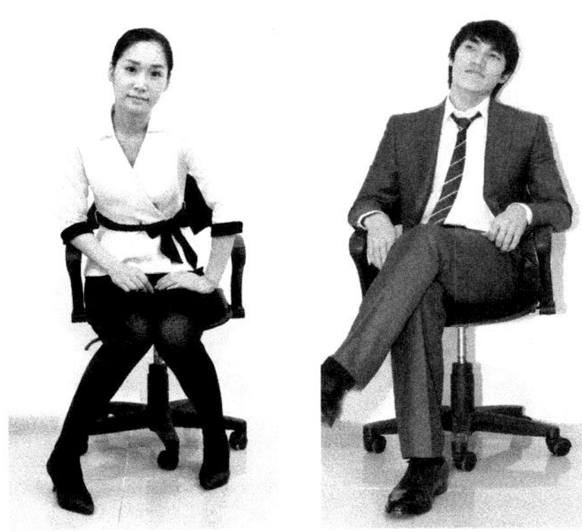 |

곧고 바른 자세는 병원전체를 성실하고 다부져 보이게 만들지만 구부정하고 건들거리는 자세는 불성실하고 나태한 이미지를 심어준다. 표정이나 복장과 달리 자세는 스스로 점검하기 어렵다는 특징이 있다. 평소 자신의 자세가 어떠한지 잘 모르겠거나 연출에 자신이 없을 때에는 주변사람들의 조언을 구하는 것도 좋은 방법이다.

**인사 하기**

| 목례 | 보통례 | 정중례 |
|---|---|---|
| 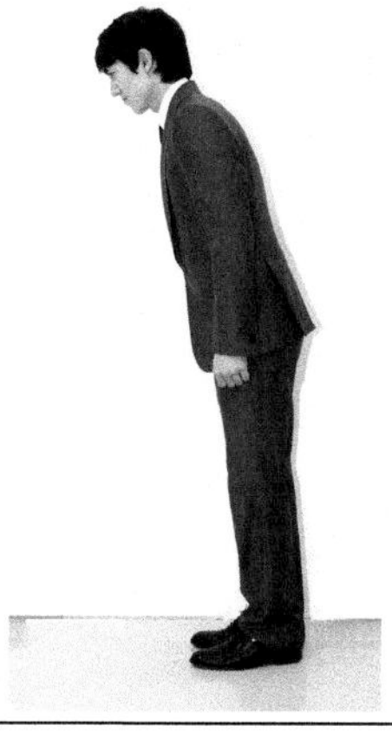 | 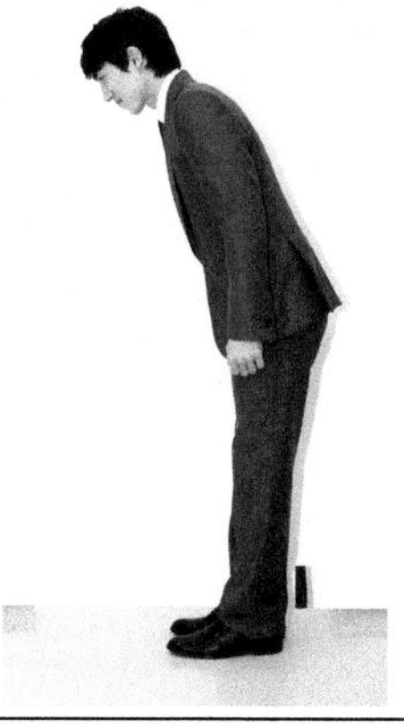 | 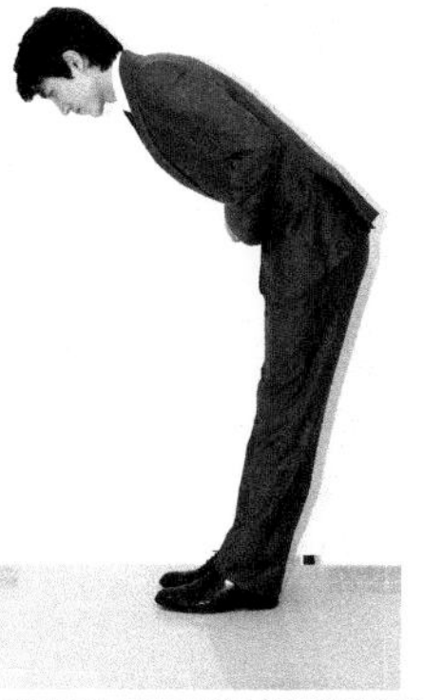 |
| 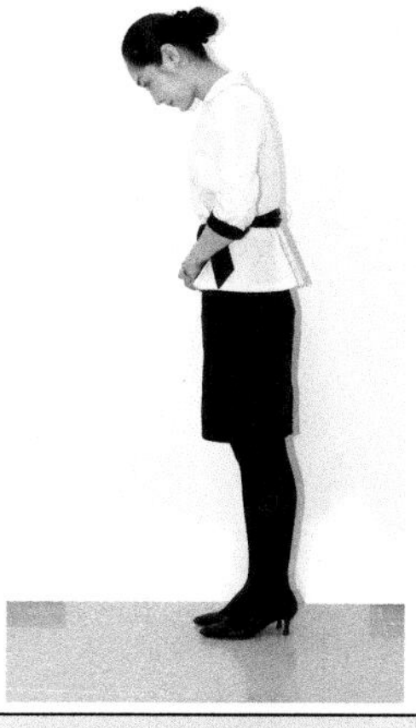 | 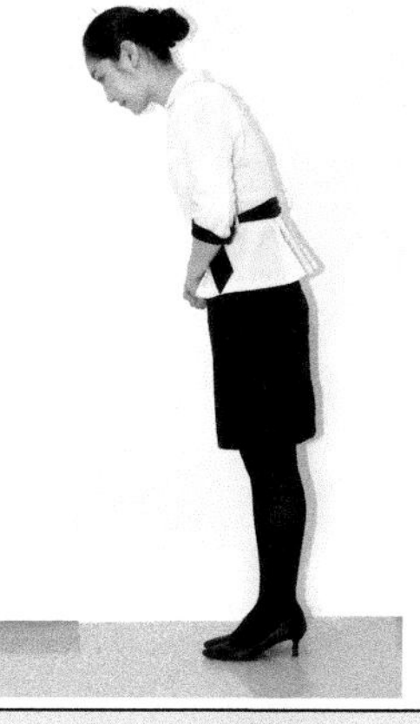 | 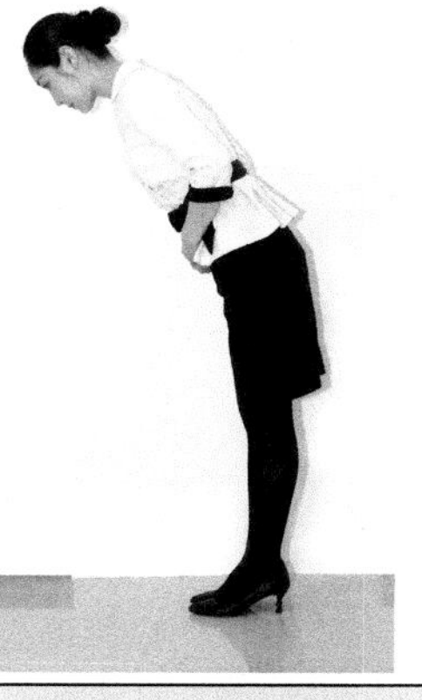 |
| 15도 각도유지. 상사, 직장동료, 좁은 공간에서 고객응대 시 | 30도 각도유지. 일상적인 고객응대 시 | 45도 각도 유지. 존경과 감사를 표할 때, 사과 및 격식을 차려야 하는 자리 |

## 3. 복장은 포장이다

복장만큼 시대를 대변하는 키워드가 또 있을까? 복장은 문화, 과학, 예술 등 다양한 시대상을 담고 있다. 현대복장은 TPO(Time,

Place, Occasion)에 맞게 다양한 종류의 디자인과 기능을 담고 있다. 병원에서는 병원의 문화와 기능성을 고려해 고안된 '가운'이라고 통칭하는 유니폼을 착용한다. 진료 시엔 위생과 청결을 나타내는 흰색가운을 착용하고, 수술실에서는 눈의 피로를 줄이고 혈흔과 보색인 녹색이나 하늘색 가운을 착용한다. 행정종사자들은 주로 정장차림의 유니폼을 입는데, 경우에 따라서 가운에 문양을 넣거나 가볍게 색상을 입히기도 한다.

**복장의 종류**

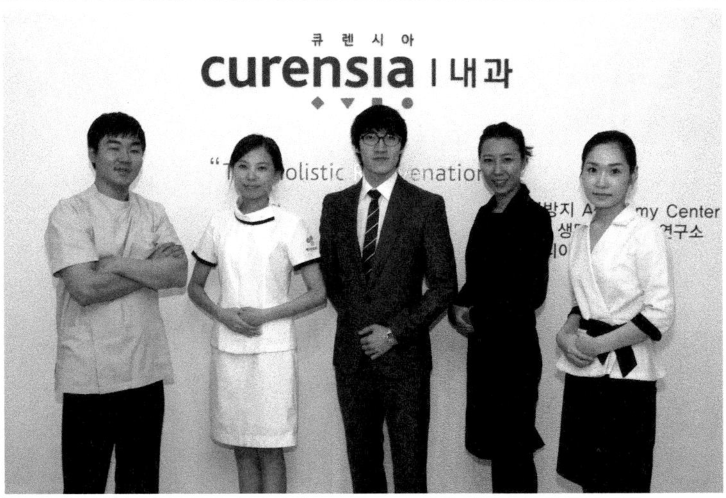


병원코디네이터는 어떻게 입는 것이 좋을까? 일반적으로 감청색의 정장차림을 선호하지만 어시스트나 검사를 겸하는 경우 간호복장과 통일하거나 색상 또는 가디건만을 다르게 코디하는 등의 다양한 연출이 가능하다. 다만, 멋과 개인취향만 고집하다 보면 정작 일하는데 불편을 끼칠 수 있으므로 자신의 취향보다 병원의 진료컨셉과 자신에게 주어진 업무를 충분히 고려한 후 결정하는 것이 좋다.

| 용모복장 체크리스트<br>〈여성용〉 | |
|---|---|
| **머 리** | 냄새가 나지 않는가? |
| | 청결하고 손질은 잘 되어 있는가? |
| | 일하기 불편하지 않은 머리 스타일인가? |
| | 머리 장식이 너무 눈에 띄지 않는가? |
| | 머리카락이 눈을 가리지는 않는가? |
| **화 장** | 청결하고 건강한 느낌을 주는가? |
| | 화장이 흐트러지지는 않았는가? |
| | 눈 화장이 너무 짙지 않은가? |
| | 립스틱이 너무 짙지 않은가? |
| **유니폼** | 다림질은 잘 되어 있는가? |
| | 얼룩은 없는가? |
| | 스커트의 단 처리는 깔끔한가? |
| | 올바르게 착용하였는가? |
| **손 톱** | 손톱은 너무 길지 않은가? |
| | 매니큐어가 너무 눈에 띄거나 벗겨져 있지는 않은가? |
| **스타킹** | 올이 터진 곳은 없는가? |
| | 예비스타킹은 가지고 있는가? |
| **신 발** | 제대로 착용하였는가? |
| | 깨끗한가? |
| | 너무 낡거나 뒤틀려 있지는 않은가? |
| **액세서리** | 지나치게 화려한 것이 아닌가? |
| | 일에 방해가 되는 액세서리는 아닌가? |
| | 지나치게 강한 향수를 사용하지는 않았는가? |

| 용모복장 체크리스트<br>〈남성용〉 | |
|---|---|
| 머 리 | 깨끗이 면도하였는가? |
| | 앞머리는 눈을 가리지 않았는가? |
| | 잠잔 흔적은 없는가? |
| | 비듬은 없는가? |
| 얼굴 | 수염, 코털은 없는가? |
| | 이는 깨끗하고 입 냄새는 안 나는가? |
| | 눈은 충혈되지 않았는가? |
| 셔 츠 | 소매, 칼라 부분은 더럽지 않은가? |
| | 단추는 느슨하지 않은가? |
| | 색상 무늬는 적당한가? |
| | 다림질은 잘 되어 있는가? |
| 넥타이 | 비뚤어져 있거나 풀어져 있지 않은가? |
| | 때, 얼룩, 구김은 없는가? |
| | 길이와 타이 핀의 위치는 적당한가? |
| 상 의 | 너무 화려하지 않은가? |
| | 단추는 잠그는가? |
| | 주머니가 불룩하게 나와 있지는 않은가? |
| 하 의 | 다림질은 잘 되어 있는가? |
| | 벨트가 낡거나 너무 조여져 있지는 않은가? |
| 손 | 더럽지 않은가? |
| | 손톱이 길거나 때가 끼어 있지 않은가? |
| | 너무 화려하거나 흰 양말은 아닌가? |
| 신 발 | 잘 닦여져 있는가? |
| | 굽이 닳지 않았는가? |
| | 색상이나 형태는 업무에 적당한가? |

## 쉬어가는 터

# 최초의 이미지선거 '케네디와 닉슨'

1960년 9월 16일 저녁 지상최초로 대통령 후보자간 TV토론회가 열렸다. 토론회는 3개의 TV채널과 라디오를 통해 미 전역에 울려 퍼졌고, 사진으로만 접할 수 있던 후보자들의 생생한 모습을 보기 위해 1억 명 이상의 미국인들이 TV 앞으로 모여 들었다. 토론의 주인공은 민주당 대통령후보로 나선 존 케네디(John Kennedy)와 공화당 후보 닉슨(Richard Nixon). 닉슨은 아이젠하워 행정부 시절부터 부통령을 역임하며 다양한 정치활동을 펼쳐왔던 터라 국민들 사이에 정치전문가로 낙점을 받은 상태였고 그에 비해 정치경험이 턱없이 부족했던 케네디는 무명에 가까운 신인이였다.

당시 여론은 닉슨의 압승을 낙관했다. 그러나 막상 TV화면을 통해 두 후보가 모습을 드러내자 사람들의 시선은 젊고 훤칠한 슈퍼루키 케네디에게 집중되었다. 회색양복 때문에 흑백배경에 묻혀 시종일관 옆모습만 보이던 주름이 자글자글하고 늙고 초췌한 닉슨과 달리 짙은 감청색 양복에 구릿빛 건강한 얼굴을 한 케네디는 미소와 제스처를 적절히 사용하여 자신에 찬 목소리와 외모로 온 국민의 호감을 한몸에 받았다.

## 쉬어가는 터

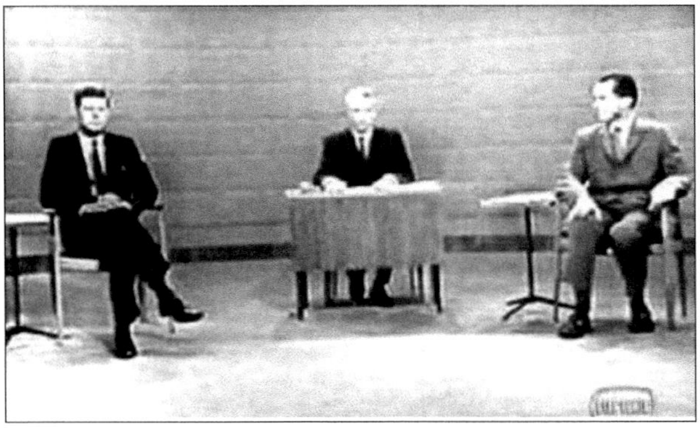

TV보급률이 높지 않은 시절이라 라디오로 토론회를 접한 사람들이 더 많았던 이날 밤 여론조사는 여전히 닉슨의 손을 들어주었다. 그러나 다음날 TV 재방송이 나간 이후 대세는 케네디 쪽으로 점점 기울었고, 결국 11만 8,500라는 간만의 표차로 케네디가 미국 대통령에 당선된다.

당시 케네디는 비주얼시대의 변화를 제대로 인식하고 있었을 뿐만 아니라 표정이나 메이크업, 의상, 제스처 등 이미지메이킹에 전력을 쏟음으로써 정치적 핸디캡을 뛰어넘어 거장 닉슨을 제치고 백악관 입성에 성공한다.

"케네디는 미인선발대회 참가자인 양 매력적으로 비치도록 꾸미고 또 연기하는 데 집중적인 노력을 기울였다. 그는 다른 학자들이 지적한 것처럼 '기꺼이 미디어 상품이 되고자 했던' 최초의 정치인이었다. 그러나 케네디의 매력적인 이미지는 타고난 것이 아니었다. 평생에 걸친 오랜 연구와 노력, 근면의 산물이었다."

〈파워 게임의 법칙, 딕 모리스〉

# chapter.8

## 고객중심으로 향하는 길
# 의료마케팅

무엇으로 만족시켜 드릴까요?

당신은 고객입니까? 환자입니까?

마케팅믹스 4P에서 4C로

사례로 본 병원마케팅 프로모션

쉬어가는 터 – 블랙카드를 아십니까?

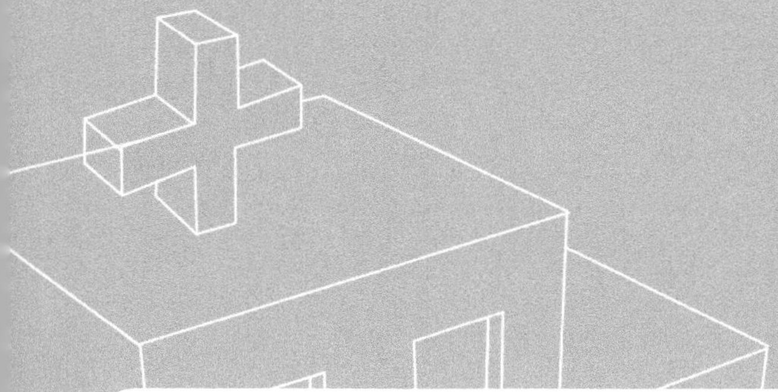

"마케팅이란 개인이나 조직의 목표를 만족시킬 수 있는 교환을 창조하기 위하여 아이디어, 제품 서비스에 대한 구성, 가격결정 촉진 및 유통을 계획하고 실행하는 과정이다."

- **1985 AMA(미국마케팅협회)**

"조직이나 개인이 자신의 목적을 달성시키는 교환을 창출하고 유지할 수 있도록 시장을 정의하고 관리하는 과정"

- **2001 한국마케팅학회**

"고객이 원하는 가치를 발견하는 활동이다"

- **P. F. Drucker**

# 무엇으로 만족시켜 드릴까요?

'어떻게 하면 더 많이 만들어 더 많이 팔 수 있을까?'에만 집중하던 시절이 있었다. 생필품조차 귀했던 초기산업사회에서는 생산량이 소비를 따라가기에도 바빴기에 별다른 전략, 전술 없이도 그럭저럭 교환활동이 이뤄졌다. 하지만, 무수한 경쟁자들이 시장에 몰려들면서 품질과 가격을 향한 경쟁이 시작되었고, 어느새 고객의 입맛에 부합하지 못하면 생존을 보장받을 수 없을 만큼 산업사회는 고객의 가치를 향해 정조준하고 있다.

300원이면 충분한 자판기커피가 거리 곳곳에 널려있지만 사람들은 기꺼이 열 배가 넘는 돈을 지불하고 스타벅스와 같은 커피전문점을 찾는다. 무엇이 열 배의 값어치를 대신하고 있는 걸까? 그들의 머그잔 안에는 검은 커피만 있는 게 아니다. 좋은 사람과의 대화, 책 한 권의 여유, 나만의 스타일이 녹아 들어 있다. 어떤 이에겐 장미꽃 몇 송이와 안개꽃 한 줌일지 몰라도 그것을 손에 쥔 사람에게는 고백의 순간일 수도, 말로 다 할 수 없는 감사의 마음일 수 있듯 한 가지 상품에도 고객이 생각하는 가치의 깊이와 폭은 매우 다양하다.

300원이면 충분한 자판기커피가 거리 곳곳에 널려있지만 사람들은 기꺼이 열 배가 넘는 돈을 지불하고 스타벅스와 같은 커피전문점을 찾는다.

병원도 다르지 않다. 라식수술을 받으러 오는 이들은 어떤 원리로 시력이 높아지는지 별로 궁금해 하지 않는다. 그들이 진짜 궁금해 하는 것은 흐림 없는 눈으로 바라보는 천연세상이요, 고굴절 렌즈에 가려져 제대로 보지 못했던 거울 속 자신의 맑고 청명한 눈이다. 바라는 것 역시 0.9 만큼의 시력향상이 아닌 아름다움과 당당함을 되찾는 것이다. 건강을 얻고 그것으로 인해 행복해지는 것. 그것이 바로 병원을 찾는 고객의 궁극적인 바람이다.

암 종양을 제거하는 전문 수술에서부터 고객의 위생을 살펴주는 것에 이르기까지 의료서비스의 범주는 타의 추종을 불허할 만큼 광범위하다.

암 종양을 제거하는 전문 수술에서부터 고객의 위생을 살펴주는 것에 이르기까지 의료서비스의 범주는 타의 추종을 불허할 만큼 광범위하다. 따라서 의료진의 전문성, 고객에 대한 관심과 배려, 인지도, 친절 등 고객의 기대 역시 다양할 수밖에 없다. 다양한 채널을 통해 고객이 무엇을 얼마만큼 기대하고 있는지를 조사하고 고객의 기대 또는 그 이상을 전해주기 위해 고민하고 노력하는 것이 바로 고객중심의 의료마케팅이다.

# 당신은 고객입니까? 환자입니까?

병원을 찾는 이들은 '환자'라고 부르는 것이 맞을까? '고객'이라고 부르는 게 맞을까? 몇 년 전 객원강사로 참여한 모 병원에서 교육담당자로부터 강의 중에 '환자'라는 말 대신 '고객'이란 말을 써달라는 부탁을 받았다. 고객서비스마인드를 심어주기 위해 병원에서 펼치고 있는 캠페인이니 따라달라는 것이였다. 필자의 대답은 '노'였다. 일전에 시범강의에선 환자(patient)라는 말은 '인내심 있는', '끈기 있는'이라는 뜻을 포함하고 있기 때문에 사용하지 말자고 권하는 강사가 있었다. 요즘 고객은 인내하고 끈기 있게 받아들이지 않기 때문에 그런 말 쓰면 안 된다나?

이 시범강의에서도 필자의 피드백은 '노'였다. 교육의 흥미를 더 하기 위해 쓴 표현이겠지만 외래어를 마음대로 해석하는 것에는 문제가 있다. 'patient'라는 말 안에 '여지가 있는'이라는 뜻도 있는데, 이런 식이라면 여지가 많은 사람이니 술렁술렁하게 대해도 된다는 뜻으로 해석할 수도 있지 않은가?

이 시범강의에서도 필자의 피드백은 '노'였다. 교육의 흥미를 더 하기 위해 쓴 표현이겠지만 외래어를 마음대로 해석하는 것에는 문제가 있다.

필자의 생각을 정리해 보면 이렇다. 병원을 찾는 이들 중엔 환자도 고객도 있을 수 있다. 대부분은 환자이면서 고객이다. 미용관리차원에서 레이저 시술을 받기 위해 내원하는 사람은 분명 고객이 맞다. 그들은 우리의 응대태도와 준비해 놓은 상품을 평가하고 대가를 지불하는 고객이다. 하지만, 여드름 때문에 피부가 심하게 손상되어 가려움증 때문에 잠 못 드는 고통을 해소하기 위해 레이저 시술을 받고자 내원한 사람이라면? 이 경우 피지과다 분비가 원인인 악성 피부질환을 앓고 있는 치료를 받아야 할 대상 즉 환자다. 동시에 우리가 준비한 서비스를 평가하고 돈을 지불하는 고객이면서 말이다.

고객만족시대에 접어들면서 병원에서조차 '환자'라는 말은 서서히 자취를 감춰가고 있다.

고객만족시대에 접어들면서 병원에서조차 '환자'라는 말은 서서히 자취를 감춰가고 있다. 면전에서 환자, 환자 하면 당연히 기분 좋을 리 없다. 호칭으로는 되도록 피하는 것이 좋다. 하지만, 의료현장에선 고객응대 이상의 무언가가 필요하다. 약자를 돌보고 배려하는 마음이 바로 그것이다.

# 마케팅믹스 4P에서 4C로

비빔밥의 참맛은 여러 가지 찬을 적당한 비율로 잘 비볐을 때 나온다. 나물, 고기, 고추장 같은 비빔밥재료를 한 상에 죽 깔아 놓고 맨밥에 반찬처럼 하나씩 집어 먹어도 맛이 있을까?

제아무리 정성을 들인다 한들 비빔밥 고유의 맛은 결코 흉내 낼 수 없을 것이다. 각각의 찬과 양념이 조화를 이뤄 비빔밥의 가치를 부여하듯 상품, 가격, 유통, 촉진 등과 같은 마케팅 요소들을 합리적으로 배합하고 결합하는 활동을 마케팅믹스(Marketing Mix)라고 한다.

**Marketing Mix**

| 산업사회(4P) | 정보사회(4C) |
|---|---|
| Product 제품 | Customer Benefits 고객 효익 |
| Price 가격 | Cost to Customer 고객의 기회비용 |
| Place 유통 | Convenience 편리성 |
| Promotion 촉진 | Communication 고객과의 소통 |

## 1. 4P가 지배하던 시대

과거에는 '마케팅믹스4P (Jerome McCarthy)'라 하여 상품(Product), 유통(Place), 가격(Price), 촉진(Promotion) 등 4가지를 결합한 4P전략을 취해왔다.

과거에는 '마케팅믹스4P(Jerome McCarthy)'라 하여 상품(Product), 유통(Place), 가격(Price), 촉진(Promotion) 등 4가지를 결합한 4P 전략을 취해왔다. '마케팅믹스4P'는 경쟁사의 것보다 월등한 상품(Product)을 개발하고 시장상황을 고려해 가격(Price)을 결정하고 보다 신속하고 편안하게 최종소비자에게 전달(Place)하고 상품을 좀 더 많이 혹은 좋은 값에 팔 수 있도록 구매활성방안(Promotion)을 수립하는 전략을 말한다.

하지만 고객이 중심이 되는 요즘엔 4P만으론 부족하다.

생산자가 중심이었던 초기산업사회에서는 4P만으로도 마케팅을 충분히 설명할 수 있었다. 하지만 고객이 중심이 되는 요즘엔 4P만으론 부족하다. 공공재 성격이 짙은 의료서비스업에는 더더욱 그렇다. 의료서비스는 무형적이며 일정한 기준에 의해 분류, 정리하기 힘들기 때문에 상품(Product)에 콕 집어넣기엔 무리가 있다. 고객이 병원내부에서 일일이 유통경로를 경험한다는 것에서 유통관계(Place)를 설명하기 어렵고, 진료수가결정(Price)과 홍보활동(Promotion) 모두 국가의 통제를 받기 때문에 의료서비스에 4P를 대입하는 것 역시 한계로 지적되고 있다.

## 2. 4C가 왔소이다!

이러한 단점을 보완하기 위해 등장한 개념이 4C다. '마케팅믹스 4C(Philip Kotler)'는 생산자나 상품의 입장이 아닌 고객의 입장에서 마케팅을 재해석한 것이다. 마케팅믹스4C는 고객의 잣대로 상품의 효용가치(Customer Benefits)를 가늠하고 고객의 기회비용(Cost to Customer)을 고려해 가격을 결정한다. 생산자입장에서의 유통경로가 아닌 고객의 편의(Convenience)를 최우선으로 삼으며 일방적인 홍보보다는 고객과의 소통(Communication)을 통해 고객의 요구를 반영한 상품을 개발하고, 고객과의 관계속에서 매출을 기대한다는 개념을 담고 있다.

병원코디네이터라는 직업의 탄생은 의료사회가 4C로 변화하고 있음을 단적으로 보여주는 증거다. 4P의 입장에서 데스크는 원무처리공간(Place)이나 판매(Price)를 목적으로 하는 접수창구에 불과 했을 테지만 4C의 사회에선 고객의 편의(Convenience)를 생각하고 고객과 소통(Communication)하는 통로로 대변된다. 4C의 관점에서 의료서비스는 제공하는 상품자체가 아닌 고객에게 얼마만큼의 가치가 있느냐가 병원의 성패를 좌우한다고 볼 수 있다.

# 사례로 본 병원마케팅 프로모션

일반산업과 달리 의료산업은 상품의 종류와 가격, 판매방식에 대해 국가의 통제를 받는다. 전에 없던 서비스를 제공하거나 현재의 방식을 조금만 변형하려 해도 제도 안의 것인지부터 고심해야 할 정도로 보건당국의 제재는 직접적이고 날카롭기 그지없다. 산업이라는 말이 무색할 정도다. 이는 의료산업이 국민의 생명과 건강에 직접적인 영향을 미치기 때문이기도 하지만 형평성수호라는 사회보장으로서의 역할 때문이다. 지금부터 병원마케팅 프로모션 방법에 대해 몇 가지 살펴볼 것이다. 의료법 개정 이전의 사례들이 많으므로 무조건 따라 하기보다는 프로모션 정보를 체득하고 여러분들 병 의원에 맞는 방법을 개발하는데 조금이나마 보탬이 되길 바란다.

## 1. 공짜마케팅(Free charge marketing)

공짜라면 양잿물도 마신다는 옛말이 있다. 무료로 샘플을 나눠주거나 물건을 사면 덤으로 하나 더 주는 식의 선심성 홍보는 유례를 찾아보기 힘들만큼 오래 전부터 행해오던 고전마케팅기법 중 하나이다. 공짜라는 문구를 그냥 지나치지 못하는 심리를 겨냥한 이 마케팅은 사람들의 시선을 그 어떤 방법보다 쉽게 끌어 당기는 묘한 매력이 있다.

근래 들어 의료기관에서도 공짜마케팅을 심심치 않게 목격할 수 있다. 개원 시 선물을 마련하거나 피부과에서 배포하는 피부관리 무료 시술권, 한의원에서 한약을 구매하면 소화제나 찜질팩을 덤으로 주는 것 등이 바로 그것이다. 성장판검사를 받기 위해 함께 내원한 부모의 골밀도를 무료로 검사해 준다거나 각종 검사를 무료로 해 주는 것 역시 공짜마케팅이다.

근래 들어 의료기관에서도 공짜마케팅을 심심치 않게 목격할 수 있다.

공짜열풍으로 시작된 인터넷 상거래가 경제전문가들의 우려와 반대로 오히려 오프라인을 뛰어넘어 또 하나의 시장으로 정착했던 사례에서 볼 수 있듯 '선심 한 번 쓰지.'라는 차원이 아니라 적극적인 검토와 시장에 대한 연구가 뒤따른다면 소비자와 병원모두에게 유익한 마케팅통로가 될 수 있을 것으로 기대된다.

다만, 어설픈 공짜마케팅은 시장의 균형을 깨거나 상품의 질을 의심케 만드는 부작용을 초래할 수도 있음에 유의하자. 유료 못지않은 질 관리와 철저한 사전준비가 뒤따라야 한다.

다만, 어설픈 공짜마케팅은 시장의 균형을 깨거나 상품의 질을 의심케 만드는 부작용을 초래할 수도 있음에 유의하자.

미주알 고주알

## 공짜마케팅, 이것만은 꼭 지킵시다

### 1. 기간을 정하고 기간이 지나면 냉정하게 행사를 종료한다.

서울 강북구에 새로 개원한 H한의원은 개원 초 판매하는 상품 중 비교적 원가가 저렴한 한방소화제를 무료로 배포했다. 소화제에 적혀 있는 번호를 보고 전화로 진료를 문의하는 사람들도 있었고 하나 더 받기 위해 한의원을 찾는 발길도 계속 이어졌다. 몇 달 후 일정 내원객 수를 유지하자 무료배포를 종료하고 판매를 시작했다. 그러나 공짜라는 이미지가 굳어져서인지 오천 원이라는 말에 선뜻 사가는 사람이 없었다. 결국 재고가 쌓였고, 어느새 한약을 짓거나 값비싼 치료를 받는 사람들에게만 하나씩 나누어 주는 선물이 되어 버렸다. 뿐만 아니다. 누구는 주고 누구한테는 파느냐는 고객불만도 생겨났다. 선심 한 번 써 보자는 전략이 오히려 불만을 낳는 애물단지로 전락해버린 것이다.

이렇듯 두서 없는 공짜마케팅은 상품의 질을 낮추는 결과를 초래하기도 한다. 또 의도와 반대로 고객들에게 불쾌감을 줄 수도 있다. 무료기간을 정할 때는 하염없이 길게 잡기보다는 일주일에서 보름 정도로 짧게 잡는 것이 좋으며, 행사기간을 미리 공지하고 기간 안에 혜택을 받지 못해 아쉬워하거나 불만을 토로하는 고객이 생기면 할인과 같은 별도의 혜택을 적용해 주는 것이 좋다.

### 2. 핵심은 뺀다

새롭게 비만클리닉을 개설한 송파에 위치한 L병원은 클리닉 홍보차원에서 인근 아파트 부녀회장과 상조회 임원단을 모아 1달간 풀 코스 무료시술을 시행했다. 모두 만족할 만한 치료결과를 얻었고, 병원을 적극 홍보해 주겠노라는 다짐을 받았다. 그러나 그네들의 소개로 병원을 찾는 사람은 없었다. 나중에 알아보니 그 소문을 들은 사람들이 하나같이 누구는 공짜고 누구는 수십 만원을 받느냐는 불만을 토로했다고 한다. 공짜마케팅이 오히려 잠재고객들에게 불쾌감을 준 꼴이 되었다.

공짜마케팅은 선심마케팅이다. 우리 병원을 찾아준 것에 대한 감사의 표시이며, VIP나 충성고객에게 전하는 작은 성의표현이다. 판매를 목적으로 한 상품을 퍼주는 식으로 전하다 보면 상품의 본래 가치를 상실할 수도 있다. 핵심진료상품은 무료항목에 두지 말고, 꼭 해야 할 필요가 있을 때는 기간을 축소하거나 핵심치료술을 빼는 등 제 돈을 지불하는 고객과 적게나마 차이를 만드는 것이 좋다.

## 2. 공생마케팅(Symbiotic marketing)

독립된 하나의 병원이면서 동일한 이름의 간판을 내건 네트워크병원들이 눈에 띄게 늘고 있다. 네트워크병원은 치과나 성형외과, 피부과와 같이 비 급여 진료를 중심으로 시작되었지만, 최근에는 한의원, 이비인후과, 소아과, 내과 등 모든 진료과목으로 확대되고 있는 추세다. 경영지원회사가 프로모션을 맡아 병원을 모아 네트워크를 결성하는 경우도 있고, 이미 마케팅에서 유리한 고지를 점령한 병원이 앞장서서 위성병원을 모집하는 경우도 있다. 최근에는 학회나 출신학교를 중심으로 뭉치는 경우도 눈에 띄게 늘고 있다.

왜 뭉치는 것일까? 일단은 앞선 병원의 브랜드 인지도를 그대로 얻는다는 장점이 있다. 또한 공동구매 방식을 채택하고 있어 인테리어부터 의료장비, 소모품에 이르기까지 개원비용을 절약할 수 있고 공동마케팅으로 보다 큰 홍보효과를 기대할 수 있다. 하지만, 공생이라는 말에서 알 수 있듯 성공을 위해선 네트워크로 묶인 개체 하나하나가 모두 열성적으로 노력해야 한다는 조건이 따른다. 네트워크 한 구석에서 불거진 의료사고나 부정적인 이미지는 전체 네트워크에 악영향을 끼치기 마련이다. 때문에 결성단계에서부터 신중을 기해야 한다. 탈퇴 후 단독개원으로 전환 시 개원 못지않은 비용이 들뿐만 아니라 기존고객에게 혼란을 줄 수도 있다.

미주왈 고주왈

## 공생마케팅 병원을 벗어나다

꼭 병원끼리 뭉쳐야만 공생이 되는 것은 아니다. 비만클리닉을 운영하는 강남의 K병원에서는 같은 건물에 자리한 휘트니스클럽과 요가원과 협약을 맺고 쿠폰 교환식 할인 행사를 펼치고 있다. 병원을 먼저 찾은 비만고객에게 사후관리차원에서 휘트니스클럽의 할인권을 주고, 요가원을 찾은 병증세가 있는 고객에게 병원의 할인권을 주는 행사를 진행한 결과 매출신장은 물론 고객입장에서도 한 건물에서 시술과 운동을 함께 할 수 있다는 편리함과 할인혜택에 호응이 좋았다고 한다.

부산에 위치한 M소아과는 인근에 있는 장난감대여점과 협약을 맺고 대기실 한편에 놀이방 시설을 마련하였다. 놀이방내부에 협찬대여점에 대한 홍보와 대여가격 등이 기재된 포스터를 붙여주는 대가로 무상으로 놀이기구 및 장난감, 서적 등을 협찬 받고 있다. 병원을 통해 대여점을 찾은 엄마들이 늘자 정기적으로 놀이기구를 교체해주고 있다고 한다. 아이들에게 두려움의 대상이었던 병원에 별도의 투자 없이 훌륭한 놀이방이 생겼고, 장난감대여점 역시 병원을 전시장으로 활용함으로써 적지 않은 광고효과를 보고 있다고 한다.

### 3. 디 마케팅(De Marketing)

보다 좋은 상품을 제공하고 대가로 지불을 요구하는 것, 이윤추구는 기업의 생리이며 존립의 목적이다. 따라서 기업의 마케팅은 자사상품의 구매 량을 늘리거나 사용처를 확대하는 등 이윤극대화에 포커스를 맞추고 있다. 그러나 이와 반대로 자사 상품에 대한 고객의 구매를 의도적으로 줄임으로써 적절한 수요를 창출하는 마케팅이 있다. 다름아닌 디 마케팅이다. 디 마케팅은 당장의 이익보다는 공익을 모터로 고객에게 좋은 이미지를 심어줌으로써 장기적인 안목에서 수익을 극대화하는 전략이다. 온라인 게임업체가 부모의 동의를 얻은 청소년에게만 서비스를 제공한다거나 비만클리닉에서 단순 몸매관리를 위해 내원한 고객을 돌려보내는 경우가 이에 속한다.

의료기관은 국민건강증진이라는 공익적 인식이 크기 때문에 어떤 산업보다 디 마케팅을 프로모션 할 수 있는 영역이 넓다. 당장의 통증해소보다는 미래 건강을 위해 스테로이드를 최소화 한다거나 산모의 건강을 위해 낙태나 산모 혹은 태아의 건강에 영향을 줄 수 있는 과잉진료를 기피하는 경우 등이 그 예라 할 수 있다.

미주알 고주알

### 디 마케팅으로 포지셔닝하라!

한방비만클리닉 열풍이 어느 정도 가라앉은 요즘, 여전히 상담을 받으려면 최소 일주일전에 예약을 해야 할 정도로 호황을 누리고 있는 한의원이 있다. 여타 병원에 비해 시설이 좋은 것도, 최상의 입지를 선점한 것도 아님에도 불구하고 승승장구하고 있다는 이 한의원의 성공요인은 아이러니하게도 '환자 돌려보내기'이다.

비만클리닉 개설 당시 몸매관리차원에서 오는 고객을 족족 돌려보냈다던 한의원은 고객을 돌려보낼 때 마다 "죄송합니다. 저희 한의원은 비만으로 인해 고통 받는 환자들을 위해 치료합니다. 몸매관리는 다른 병원을 찾아주세요."라는 말을 잊지 않았다고 한다. 그 결과 당장 인상을 쓰는 고객이 있기도 했지만, 채 1년도 안되어 중도비만 및 식이장애 전문 한의원이라는 타이틀을 얻게 되었고, 한방다이어트 열풍이 시들해진 요즘에도 문전성시를 맛보고 있다고 한다.

## 4. 날씨마케팅

삼국지 적벽대전 이야기 중 공명이 귀신의 힘의 빌려 바람의 방향을 바꿔 조조의 100만 군사를 물리쳤다는 대목이 있다. 실은 10년간 장강에 살면서 11월쯤에 남동무역풍이 불어온다는 사실을 알고 있던 제갈공명의 지략이었다. 군사들이 모인 가운데 보란 듯이 고사를 지내 하늘이 돕고 있음을 각인시켜 군사들의 사기를 충전시킨 이 전략은 지금도 여러 경영지침서에 단골메뉴로 등장하며 날씨가 마케팅에 미치는 영향력을 함축적으로 보여주고 있다.

날씨에 가장 민감한 산업은 뭐니 해도 계절상품일 것이다. 다가오는 겨울 한파가 극심할 것이라는 일기예보는 온열기구를 만드는 회사로 하여금 생산량을 확대 시킬 것이고 평년에 비해 폭염이 보름가량 일찍 찾아올 것이라는 예보는 에어컨의 출하시기와 광고시기를 앞당기게 만들 것이다. 이처럼 날씨에 맞춰 기획하고 실행하는 마케팅이 바로 날씨 마케팅이다.

병원에서는 날씨마케팅을 어떻게 활용할까? 한파가 일찍 찾아온다면 분명 초겨울 감기환자가 늘어날 테고, 여름장마가 길수록 전염병이나 개인위생으로 인한 질환이 많아질 것은 자명하다. 유독 황사가 길고 심했던 올 봄 부랴부랴 황사에 대비한 클리닉이 한시적으로 생겨나긴 했으나 준비가 부족한 탓에 빛을 보지 못하고 여름을 맞이하게 된 사례는 날씨마케팅에서 빠른 정보와 사전준비가 얼마나 중요한지 보여준다. 내년 봄에도 황사는 몰려올 터. 겨울에 미리 준비해서 황사에 대비하는 정보를 실은 리플렛을 비치하고, 방한대를 나눠주는 등의 마케팅 전략을 계획해 보는 건 어떨까?

병원에서는 날씨마케팅을 어떻게 활용할까? 한파가 일찍 찾아온다면 분명 초겨울 감기환자가 늘어날 테고, 여름장마가 길수록 전염병이나 개인위생으로 인한 질환이 많아질 것은 자명하다.

미주왈 고주왈

## 황사가 만들어준 150원짜리 개원선물

개원 시 배포하는 선물로는 어떤 것이 좋을까? 현재 개원선물로 가장 인기가 좋은 것은 말할 것도 없이 수건이다. 천 원대 주방용부터 만원이 훌쩍 넘는 고급세트에 이르기까지 수건은 개원선물 고민이 싫은 개원의들에겐 더할 나위 없는 아이템이다. 하지만 이러한 편리함 이면에는 식상함과 함께 현재 쓰고 있는 수건이 낡아 못쓸 지경이 될 때까지 장롱구석에 처박혀있는다는 단점이 있다. 그렇다면 고객의 기억 속에 강하게 남을 만한 선물은 무엇일까? 호응 높은 선물을 준비하자니 비용이 너무 많이 들고, 싼 것 중에 고르자니 식상하기 그지없다.

날씨마케팅과 맞물려 슈퍼아이템이 된 150원짜리 개원선물 이야기를 들어보자. 재래시장 골목 안쪽에 개원한 가정의학과의원 원장은 개원초기 내원객 수가 예상을 훨씬 밑돌자 고민에 빠졌다. 뭐라도 해야겠다는 생각에 병원로고가 찍힌 수건 500개를 만들어 시장상인들에게 하나씩 나눠주었지만 병원을 찾는 발길은 여전했고 '역시 공짜마케팅은 안 되는구나!' 하는 상실감만 맛보았다. 그러던 어느 날 황사 때문에 기침이 잦아진 소아환자가 부모와 함께 병원을 찾았다. 신기해 보였는지 병원에 비치된 수술용 마스크가 갖고 싶다고 떼를 쓰는 통해 값도 싸고 해서 그냥 입에 씌워주었다. 메디컬드라마가 인기 있던 차라 그랬는지 대기실에 있던 다른 사람들도 달라고 해서 인심 쓰는 차원에서 병원 안에 있는 사람 모두 나누어주었다.

그날 오후 "여기서 마스크를 준다면서요?"하며 찾은 사람이 둘이 있었고, 소문이 어떻게 났는지 다음날 몇 명이 마스크를 받으러 병원을 찾았다. 그 중 둘은 내친김에 진료도 받고 갔다. 병원장은 퇴근길에 인근 의료기상에 들러 방안대를 몇 박스 더 구입했다. 다음날 아침 "황사가 심합니다. 마스크 쓰고 일하세요."라는 멘트와 함께 시장상인들에게 하나씩 나누어주었고, 시장골목은 수술방을 방불케 할 정도로 수술마스크바람이 일었다. 장보러 왔던 사람들이 난대 없는 마스크열풍에 의아해하며 물었을 테고, 상인들은 병원을 향해 손가락을 치켜들었다. 그날 마스크를 받으러 병원에 올라온 사람만 20여명. 그 중 진료부를 작성하고 간 사람이 6이였다고 한다. 그날 나누어준 마스크는 150원짜리였고, 일주일 동안 배포한 마스크의 총비용은 10만원이 채 안 되었다.

## 5. 감성마케팅(Emotion marketing)

누구나 생일선물 때문에 고민해본 적이 한 두 번쯤은 있을 것이다. 필요한 게 무엇인지를 상대방에게 직접 물어 보면 쉬울 일이지만 보통은 성의를 더하고자 주는 이가 직접 선물 고르기에 나선다. 그러나 고민 끝에 선택된 선물이 모두 상대방에게 만족을 주는 것은 아니다. 이미 같은 물건이 장롱 속 깊은 곳에 처박혀 있을 수도 있고, 상대방의 취향과 너무 달라 아무짝에도 쓸모없는 것이 될 수도 있다.

이성적으로 판단했을 때 가장 효율적인 선물은 무엇일까? 두말할 것 없이 현금이다. 무엇을 살까 고민할 필요가 없고, 받는 사람 역시 자신이 원하는 상품을 직접 고를 수 있으니 이 얼마나 효율적인가? 하지만 우리는 돈봉투를 선물이라고 말하지 않는다. 전하는 이의 감성이 빠졌기 때문이다. 아빠가 직접 전해도 되는데 굳이 비싼 값을 치르고 산타를 통해 선물을 건네는 건 아이에게 삼단변신로보트가 아닌 크리스마스의 추억을 선물하고 싶어서다. 이처럼 고객에게 선물을 전하듯 감성을 자극하여 상품에 대한 호의적인 감흥을 이끌어내는 전략을 감성마케팅이라고 한다.

21세기, 고객은 더 이상 이성적 판단에 많은 노력을 기울이지 않는다. 상품의 다양화로 가치판단이 어려워 졌을 뿐만 아니라 동일한 상품군의 경우 상향평준화로 굳이 꼼꼼히 따져볼 필요가 없어졌기 때문이다. 따라서 과거처럼 상품의 효율성만을 내세워서는 그저 그런 상품이라는 평가를 면하기 어렵다. 고객감성에 얼마나 잘 부합하는지가 경쟁력을 좌우하는 시대가 온 것이다. 경쟁력 측면에서 본다면 일반산업에 비해 의료기관이 훨씬 어렵다.

수가는 고정돼있고, 공공재라는 미명아래 소비를 부추기는 광고는 여지없이 여론과 법의 뭇매를 맞는다. 근래 들어 이러한 장벽을 넘어설 대안으로 감성마케팅이 부각되고 있다. 고객동선에 맞춘 인테리어, 통일된 이미지 구축, 전사적인 서비스관리 등 고객에게 감성으로 다가서는 다양한 방법이 개원가에 속속 등장하고 있는 요즘이다.

카페보다 더 카페스러운 병원, 고객에게 직접 차를 선사하는 의사, 밝은 미소와 따뜻한 눈빛으로 대화를 청하는 코디네이터 모두 감성마케팅의 일환이다.

미주알 고주알

### 30년 미원의 발목을 잡은 "그래 이 맛이야!"

"감칠맛 난다!"

맛있는 음식을 먹을 때 자주 하는 표현이다. 여기서 말하는 감칠맛을 내는 성분이 바로 MSG 즉, L-글루탐산나트륨이다. 대한민국 대표 조미료인 '미원'은 천연식품에 소량 들어있는 MSG를 화학적으로 추출하여 정제해낸 최초의 화학조미료다. 티 스푼 하나분량으로 천연향료의 맛을 내는데 성공한 '미원'은 1959년 출시직후 설탕, 소금 등과 같이 습관적 반복구매 상품이 되어 지금까지도 우리의 밥상을 사수해 오고 있다.

미원이 독점시장을 구축한지 십여 년 만에 한 단계 업그레이드된 화학조미료가 출사표를 던졌으니 그가 바로 MSG에 쇠고기나 멸치 추출물을 첨가한 '다시다'였다. 다시다는 출시초기 천연재료를 첨가했음에도 불고하고 낯선 향과 비싼 가격 때문에 큰 호응을 얻지 못하였다. 하지만, 시대에 따라 입맛도 변하는 법. 다시다를 찾는 사람들이 서서히 늘어났고 79년에 이르러 폭발적인 매출신장으로 '미원'과 어깨를 나란히 하기에 이른다. 하지만 이에 질세라 1982년 미원에서도 천연향료가 들어간 고급조미료인 '맛나'를 출시하며 배수진을 쳤고 지속적인 노력에도 불구하고 '다시다'는 또다시 미원의 그늘에 가려 대표 브랜드탈환에 실패한다.

미주왈 고주왈

그러다 1987년 '고향의 맛'이라는 슬로건과 함께 선보인 CF로 12년이라는 긴 추격 끝에 미원의 발목을 잡는데 성공한다. CF는 전형적인 농촌 들녘과 소치는 아이, 굴뚝에서 피어오르는 연기, 초가집 등 30초 동안 꾸밈없는 고향의 모습을 선보였고, 이런 전원풍경은 핵가족 1세대들의 향수를 끌어내기 충분했다. 부뚜막에서 끓고 있던 찌개의 간의 보며 김혜자씨가 내뱉던 '그래 이 맛이야!'라는 말은 연일 사람들의 입에 오르내리는 당시 최고의 유행어였다.

90년대 이후 건강과 삶에 질에 대한 욕구가 높아짐에 따라 화학조미료에 대한 회의적인 목소리가 터져 나왔고, MGS가 첨가되지 않은 천연조미료의 등장과 웰빙열풍이 잇따라 '다시다'의 발목을 잡았지만 이때마다 새로운 감성코드로 지금 이 시간에도 대한민국 대표 조미료로 우리의 밥상을 사수하고 있다.

## 6. 관계마케팅(Relationship marketing)

필자에게 병원마케팅의 가장 선두에 서있는 개념이 무엇이냐고 묻는다면 주저 없이 관계마케팅(Relationship marketing)이라고 대답 것이다. 관계마케팅은 일회성 관계구축이 아닌 재구매로 이어질 수 있도록 고객과의 관계형성을 강조하는 마케팅이다. 다른 산업과 달리 병원은 재진을 통해 지속적인 재구매가 이루어지는 경우가 많고 가족단위 충성고객 군이 형성되기 쉽기 때문에 어떤 것보다 고객과의 관계유지가 성공의 키 포인트가 된다.

관계마케팅은 고객데이터의 분석에서 시작된다. 어떤 고객이 어떤 이유에서 방문했고, 현재 어떻게 병원을 이용하고 있는지를 파악하여 얻어진 정보를 활용해 고객 한 사람 한 사람에게 맞춘 표적마케팅을 진행한다. 병원을 찾는 고객은 누구나 진료부를 통해 이름, 나이, 성별, 주소, 전화번호와 같은 데이터를 남기기 마련이다. 고객의 데이터를 수집하기 위해 애쓰지 않아도 된다는 점은 관계마케팅측면에서 보면 큰 이점이 아닐 수 없다.

당장의 손해보다는 장기적 이익에 목표를 두고 가족단위 고객에게 정기적으로 무료검사를 시행한다거나 기념일에 카드를 보내고 예약 전날 혹은 진료 후에 문자메시지를 보내는 등의 1:1고객관리 역시 관계마케팅에 속한다.

## 7. 브랜드마케팅

동 상권에 함소아한의원이 개원을 하면 인근 한의원에 소아환자 씨가 마른다는 웃지 못 할 이야기가 있다. 이제 막 개원했기 때문에 지역의 인지도도 낮을뿐더러 원장의 신뢰도나 진료의 질을 가늠할 수 없음에도 불구하고 함소아라는 이름석자에 부모는 아이를 데리고 한의원을 찾아간다. 이것을 가리켜 '브랜드파워'라고 한다. 도요타자동차는 도요타라는 사명을 버리고 렉서스라는 브랜드로 고품질 전략을 채택한 결과 최근 5년간 미국시장 최다판매고를 올리고 있고, 도서관학과에서 문헌정보학과로 이름을 개명한 후 경쟁률이 더욱 높여졌다는 한 대학의 사례는 브랜드자체가 갖는 마케팅 능력을 잘 보여주고 있다.

브랜드는 상품의 차별화와 판매의 차별화를 위한 기본 조건이다. 요즘 개원가에 불고 있는 HI(Hospital Identity)구축과 캐릭터 개발 역시 브랜드의 가치를 높이기 위한 전략 중 하나다. 병원이름만 보더라도 불과 십 여 년 전엔 '강갑수의원'이나 '잠실한의원' 같은 동네이름이나 개원의의 이름 혹은 출신학교이름을 앞에 붙인 경우가 대부분 이였으나 요즘엔 '로미오와줄리엣치과', '미즈메

브랜드는 상품의 차별화와 판매의 차별화를 위한 기본 조건이다. 요즘 개원가에 불고 있는 HI(Hospital Identity)구축과 캐릭터 개발 역시 브랜드의 가치를 높이기 위한 전략 중 하나다.

디병원', '사랑이꽃피는한의원'과 같은 예쁜 이름이 많이 생겨났고, '장팔팔의원'이나 '털털한피부과'등과 같이 전문 과목을 암시하는 독특한 이름도 눈에 띄게 늘고 있다. 뿐만 아니다. 와인 바처럼 꾸며놓은 대기실, 숲속을 연상케 하는 치료실, 사극에나 나올 법한 유니폼 등 브랜드를 각인시키는 아이템도 속속 등장하고 있다.

## 8. 고가전략마케팅

'싼 게 비지떡이다!' 쇼핑을 하다가 비슷한 상품 중에 유독 값이 싼 물건을 발견하면, 반가움보다는 의심을 먼저 품게 되는 게 요즘 고객의 마음이다. 유통경로를 개선하고, 원가절감을 통해 거품을 제거했노라고 호소를 해도 고객은 쉽게 의구심을 떨쳐버리지 못한다.

IMF한파 속에서도 '당신을 최고의 고객으로 모십니다.'라는 슬로건 아래 최상의 서비스로 중무장한 고가 클리닉은 불황을 모른 채 활개를 칠 수 있었다.

의료서비스는 소비자가 가치를 가늠하기 힘들다는 특징이 있다. 따라서 병원에서의 박리다매식 공급은 여느 산업에 비해 서비스의 질을 의심하게 만들 소지가 크다. 그래서 일까? IMF한파 속에서도 '당신을 최고의 고객으로 모십니다.'라는 슬로건 아래 최상의 서비스로 중무장한 고가 클리닉은 불황을 모른 채 활개를 칠 수 있었다. 여전히 경기가 어렵다고 입을 모으지만 VVIP를 위한 병 의원은 지금도 줄을 잇고 있다. 호텔보다 아늑한 분위기에 각 베드마다 별실로 꾸며서 고객의 프라이버시를 챙겨주는 병원이 있는가 하면 유명인들이 드나들기 편하도록 출입구를 각각 다르게 만든 병원도 있다. 부유층이나 외국인을 타깃으로 아예 호텔 안에 개원하는 경우도 있다. '어떤 사람들이 저런 병원을 이용하는 걸까?'하는 생각이 들 정도로 고급에 고급을 더한 서비스가 속속 등장하고 있다.

하지만, 이러한 고가전략은 초기투자비와 마케팅비용이 많이 들뿐만 아니라 고가전략 실패 시 전략을 바꾸기 힘들다는 단점이 있다. 따라서 개원 전에 이미 철저한 시장조사와 사전준비가 뒤따라야 한다.

쉬어가는 터

## 블랙카드를 아십니까?

2005년 현대카드사에선 'THE BLACK CARD'라는 이름으로 연회비만 100만원에 달하는 귀족형 카드를 발급하기 시작했다. 극빈층들에게만 한정적으로 발급하고 있다는 이 카드는 일단 가입과 동시에 선물로 300만원 어치의 명품 브랜드 상품권이 지급된다. 담당 매니저를 통해 고객의 스타일에 맞춘 일대 일 서비스를 받을 수 있고 골프장, 항공사, 백화점 어디에서도 귀빈대우를 받을 수 있다고 한다.

최소 한도가 4000만원인 이 귀족카드는 어떤 이들의 지갑 속에 있을까? 가입조건을 살펴보면 변호사는 최소 5년 이상의 경력이 있어야 하고, 의사의 경우 전공까지도 제한 받는다. 전문인이 아닌 경우 최소 중소기업의 이사이상의 직함이 있어야 하고 자산 또한 최하 300억은 돼야 신청이 가능하다. 조건을 갖췄다고 모두에게 발급되는 것도 아니다. 5명의 전문심사위원이 만장일치로 승인을 해줘야 비로소 초대장을 받을 수 있다. 이렇듯 까다로운 조건에도 발급을 희망하는 전화가 하루에도 수 십 통씩 빗발친다고 하니 총체적 경제위기라는 말이 무색할 따름이다.

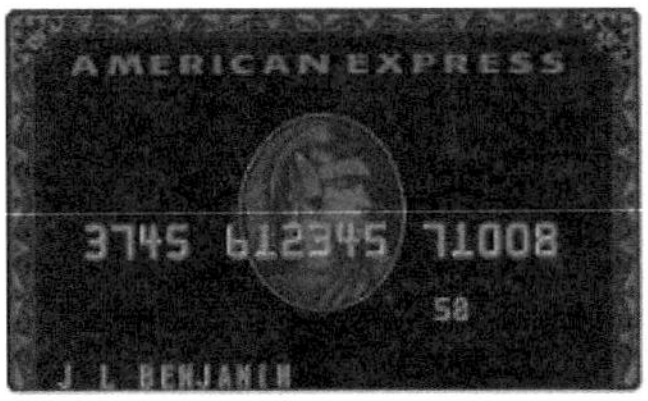


아메리칸 익스프레스 센츄리언 카드

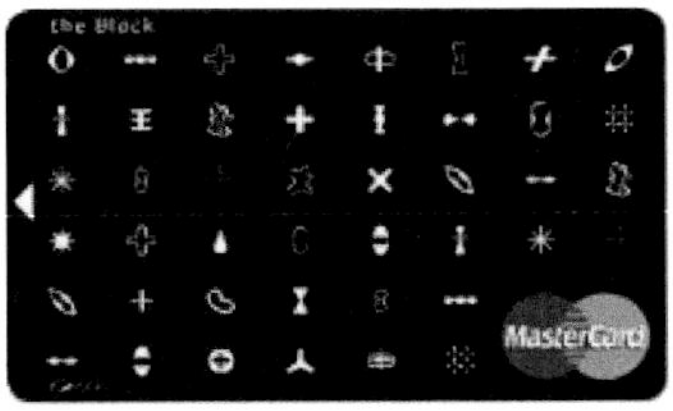


현대 더 블랙 카드

쉬어가는 터

## 병원에도 VVIP는 존재하는가?

한미FTA를 비롯해 해외인사들이 가장 많이 찾는다는 일명 무궁화 다섯 개짜리 호텔인 장충동 신라호텔 안에 VVIP를 위한 의료시설이 하나 둘 입점하고 있다. 자생한의원과 예치과, 서울수면센터, 고운세상피부과 등 낯설지 않은 이들 병원들은 최상의 시설과 서비스로 중무장하고 고객의 발길을 기다리고 있다.

호텔규격에 맞춘 고급인테리어에 장식용 피아노와 이태리산 타일로 꾸며진 복도를 지나 의료기기와 노트북, TV, 소파까지 갖춘 오직 한 사람만을 위한 치료실로 들어서면, 아름답고 우아한 자태에 입이 떡 벌어질 정도라고 한다. 게다가 자생한의원은 50평, 고운세상피부과는 90평으로 개원예정이라고 하니 호텔 내 입점 치고는 규모 또한 만만치 않다.

프라이버시를 따지는 귀족(?)들과 호텔에 머무르는 외국인들을 주 타깃으로 하는 이들 병원은 자체심사를 통해 신라호텔측에서 먼저 입점을 제의했다고 한다. 호텔보다 더 호텔 같은 병원. 호텔을 찾는 VVIP를 대상으로 한 최초의 시도라는 점에서 뭇사람들의 시선을 끄는 건 사실이지만 과연 제대로 된 기대수익을 낼 수 있을지, 행여 환자차별의 새로운 지평을 여는 건 아닐지 아직은 두고 볼 일이다.

일전에 초진비만 5만원을 받는 강남 모 한의원 원장을 만난 적이 있었다. 초진비를 왜 그리 비싸게 받느냐고 물었다가 "그 정도 돈도 지불하지 못하는 사람은 오지 말라는 뜻이지요."라는 대답을 들었다. 몇 달 뒤 그 한의원 앞을 지날 일이 있어 건물을 올려다보니 예상대로 간판은 이미 사라지고 없었다.

# chapter. 9

## 병원에 가면 의료법을 따르라

# 의료관계법규

여기가 '병원'이 아니라구요?

제가 의료인이 아니라구요?

의료광고! 뜨거운 감자

나의 병명을 절대 남들에게 알리지 말라

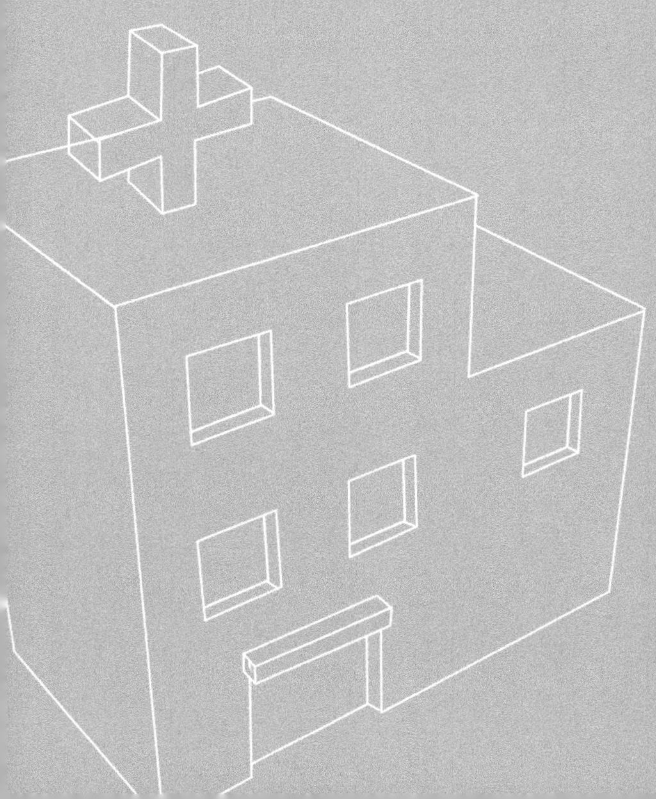

세계 가금류의 수도라고 불리는 미국의 Gainesville, Georgia에선 닭고기를 먹을 때 반드시 손으로 먹어야 한다는 특이한 법이 있다. 법에 따라 이 곳 사람들은 닭고기를 먹을 때 포크를 쓸 수 없다. 이는 정의구현이 목적이라기 보단 세계최대의 가금류 생산지로서의 특성을 반영하기 위한 일종의 상징법이라 하겠다. 스웨덴에는 상업적인 목적으로 동물을 훈련시킬 수 없다는 법 조항이 있다. 이 역시 동물복지를 통해 최고의 사회복지 국가임을 우회적으로 상징하고 있다. 영국에서 TV를 시청하려면 우체국에서 발급하는 25만 원짜리 TV면허증을 발급받아야 한다. 황당하기 이를 데 없는 이 법 역시 TV앞을 벗어나 책과 여가를 즐기고자 하는 영국식 문화를 대변해 준다.

영국에서 TV를 시청하려면 우체국에서 발급하는 25만 원짜리 TV 면허증을 발급받아야 한다. 황당하기 이를 데 없는 이 법 역시 TV 앞을 벗어나….

이처럼 어느 나라건 그 나라만의 법이 있고, 법은 때때로 그 나라만의 고유한 문화를 반영하는 증거가 되기도 한다. 식당에서는 돈 없이 무전 취식하려는 사람을 쫓아낼 수 있지만 병원응급실에서는 돈이 없다는 이유로 진료를 거부 할 수 없다. 의료기관에도 일반 산업사회와 확연하게 구분되는 문화와 이것을 규제하는 관계법이 따로 있기 때문이다.

이 번 장에서는 의료와 관계된 법규에 대해 살펴볼 것이다. 법 조항을 조목조목 따지기보다 의료기관의 종류와 일하는 사람들, 또 어떤 일을 행하고 있는지 병원의 문화를 배우는데 지침이 되었으면 한다.

# 여기가 '병원'이 아니라구요?

## - 의료전달체계와 의료기관의 구분 -

"의사나 간호사가 상주하면서 환자를 진단하고 치료하는 곳을 통칭하는 말은 무엇일까?"

한국말을 아는 사람이라면 대부분 "병원"이라고 답할 것이다. 하지만, 의료법으로 따지자면 정답이 아니다. '의료기관'이라 해야 옳다. 의료법에서는 의료기관을 종합병원, 병원, 한방병원, 요양병원, 치과병원, 의원, 치과의원, 한의원, 조산원 등 9종으로 구분하고 있다. 규모에 따라 크게 종합병원급, 병원급, 의원급 3가지로 요약할 수 있다.

통상적으로 쓰이고 있는 '병원'이라는 말은 입원환자 30명 이상을 수용할 수 있는 시설을 갖추고 주로 입원환자에게 의료를 행할 목적으로 개설한 의료기관을 말한다.

통상적으로 쓰이고 있는 '병원'이라는 말은 입원환자 30명 이상을 수용할 수 있는 시설을 갖추고 주로 입원환자에게 의료를 행할 목적으로 개설한 의료기관을 말한다. 길가에 3~8층짜리 건물을 통째로 사용하면서 몇 가지 진료과목만을 전문적으로 다루는 의료기관을 본 적이 있을 것이다. 이 정도 규모의 의료기관을 병원이라고 보면 된다. 각종 전문병원이나 한방병원, 요양병원, 치과병원들이 이에 속한다.

'의원'은 30명 이하의 입원시설을 갖추거나 입원시설 없이 외래

환자를 중심을 진료를 하는 곳을 지칭한다. 병원코디네이터의 주 활동무대이기도 한 '의원'은 엔비성형외과의원, 바른이치과의원, 함소아한의원 같이 진료과목 뒤에 '의원'자를 붙여 쓰며 대체로 입원보다 외래 중심의 진료를 제공한다.

'종합병원'은 100명이 넘는 환자를 수용할 수 있으면서 지정과목을 포함해 9개 이상의 진료과목을 갖추고 있는 의료기관을 말한다. 우리 귀에 익은 서울삼성병원, 아산병원, 세브란스병원과 같은 대학병원을 비롯한 대형의료기관이 이에 속한다. 이름을 표기함에 있어 '종합'이라는 말을 빼고 쓸 수 있도록 허용하고 있어 '한양대학병원', '아산병원'처럼 일반적으로 '종합'자를 붙이지 않는다.

그냥 '병원'으로 통칭하면 될 것을 의료법에서는 왜 복잡하게 여러 단계로 구분짓고 있는 것일까? 의료전달체계를 확립하기 위해서이다. 의료전달체계란 간단하게 치유가 가능한 질병일 경우 가까운 의원이나 보건소를 이용하고 좀 더 전문적인 진료가 필요할 경우 병원이나 종합병원으로 이송하는 체계를 말한다. 두통을 예로 들어보자. 두통은 단순 피로에서부터 뇌종양에 이르기까지 다양한 병증에 수반될 수 있다. 만약 머리가 조금 아프다고 모든 사람들이 뇌종양만을 고려해 종합병원부터 찾는 다면 어떤 일이 벌어질까? 아마도 일선 의원들은 텅텅 비고 종합병원은 넘쳐나는 환자를 감당하지 못해 난리가 날 것이다. 한정된 의료자원을 효율적으로 활용하려면 대형병원으로만 몰리는 환자들을 병의 경중에 맞게 분산시켜야 한다. 접근이 가장 용의한 의원 급을 1차, 지역을 거점으로 한 병원 급을 2차, 종합병원 급을 3차 의료기관으로 정하고 1차에서 3차까지 유기적인 관계를 맺고 효율적인 진료가 이루어질 수 있도록 마련한 제도가 바로 의료전달체계이다.

그냥 '병원'으로 통칭하면 될 것을 의료법에서는 왜 복잡하게 여러 단계로 구분짓고 있는 것일까?

접근이 가장 용의한 의원급을 1차, 지역을 거점으로 한 병원급을 2차, 종합병원급을 3차 의료기관으로 정하고….

의료전달체계가 정착되고 적정진료가 이루어진다면 규모와 상관없이 모든 의료기관이 균형적으로 발전할 수 있음은 물론 불필요한 진료를 최소화하여 국민의료비지출을 줄이고 건강보험재정이 안정화되어 결과적으로 피보험자들에게 이익으로 돌아갈 것이다. 그러나 아쉽게도 우리 의료계의 현실은 조금 다르다. 의원급 개업의 중 전문의가 절대적으로 많은데다가 이들 대부분이 전문과목을 내세우고 있어 1차 의료기관으로서의 기능을 다하지 못하고 있다. 의료기관들마다 독립된 경영주체성향이 짙어 상호보완적이기 보다 오히려 경쟁구도를 형성하고 있는 것도 문제점으로 지적되고 있다. 무엇보다 2,3차 의료기관들의 도시집중현상이 날로 심해지고 있어 효율적인 접근을 위해 지역편차를 줄여야 한다는 국가적 과제가 여전히 남아 있다.

### 보건소도 의료기관일까?

아니다. 보건소는 의료기관에 해당하지 않는다. 의료기관과 마찬가지로 의사와 간호사, 한의사가 환자를 돌보는 일을 하지만 의료법상 의료기관에 해당하지 않는다. 대신 '국민건강보험법'에 의거 '요양기관'이라고 할 수 있다. 요양기관이란 건강보험혜택이 미치는 기관을 통칭하는 말로 약국도 이에 해당한다.

# 제가 의료인이 아니라고요?

“우리가 의료인이 아니면 뭐예요? 의료업에 종사하면 다 의료인 아닌가요?”

의료관계법규 강의도중 병원코디네이터는 의료인이 아니라는 말에 한 학생이 의아하다는 듯 던진 질문이다. 학생의 말처럼 의료업에 종사하는 모두를 의료인이라고 해도 될 것 같지만 의료법은 의사, 한의사, 치과의사, 간호사, 조산사 이렇게 다섯 부류만 의료인으로 정하고 있다. 의료인에 포함되지 않는다고 서운해 할 필요는 없을 것 같다. 의료인은 병원종사자 가운데 한 부류일 뿐 상하관계의 구분점이 아니기 때문이다.

병원 안에는 의료인뿐만 아니라 의료기사, 의무기록사, 요양보호사, 영양사, 사회복지사, 병원코디네이터 등 다양한 전문가들이 대거 포진하고 있다. 이들은 환자의 치유와 건강유지를 위해 보이는 곳과 보이지 않는 곳에서 함께 한다.

병원 안에는 의료인뿐만 아니라 의료기사, 의무기록사, 요양보호사, 영양사, 사회복지사, 병원코디네이터 등 다양한 전문가들이 대거 포진하고 있다.

인력구성도 기업과는 전혀 다른 구조를 갖는다. 기업이 1명의 사장 밑에 3명의 부장과 5명의 대리 그 아래 30명의 직원을 두는 식의 피라미드구조를 갖는다면, 병원은 상황에 따라 각 접점을 연결하는 바둑판식구조를 맺고 있다. 아래 종합병원 응급실이야기를 통해 환자 한 사람을 돌보기 위해 얼마나 많은 사람이 복잡한 구조로 얽혀 있는지 살펴보자.

응급실로 들어서기 전 원무과 직원을 통해 접수가 이루어진다. 응급실에 들어서면 간호사가 접수 상태를 확인하게 되는데, 병원으로 온 경위와 증상 등을 파악해 적절한 장소(병상)으로 안내해준다. 이어 응급실 의사를 호출하고, 그 사이 전산담당 인력이 의무기록실에 저장되어 있던 정보를 추적한 후 접수 상태를 응급실에서 확인할 수 있도록 프로그래밍해 준다.

의사가 도착하면 진찰을 행하고 진료에 필요한 오더를 내리는데, 오더에 따라 검사와 치료가 진행한다. 혈액검사를 하게 되면 간호사 혹은 임상 병리사가 채혈을 하고, 채혈자나 혹은 간호조무사를 통해 검사실로 운반된다. 검사결과가 나오면 결과를 토대로 수액과 주사를 놓는다.

의사는 검사 결과상 수술이 필요하다고 판단될 경우 응급수술이나 입원을 결정하게 되는데, 입원 오더가 내려지면 원무과를 통해 빈 병실이 있는지 확인하고 입원 수속을 밟는다.

환자가 거동이 힘든 상태라면 담당직원이 이동식 베드로 병동까지 안내하며, 그 사이 의사의 식단 오더가 영양사에게 전달되고 입원실에 올라는 시간에 맞춰 세탁실에서 올라온 새로운 시트와 환자복이 지급된다. 만약 환자가 치료비용을 지불하기 힘든 상황이라면 원내에 근무하는 사회복지사가 입원실로 찾아와 방안을 함께 모색하기도 한다.

# 의료광고! 뜨거운 감자?

2007년 4월 이전까지 의료기관 광고에 대해 의료법은 포지티브방식을 취해 왔다. 포지티브 방식이란 허용하는 몇 가지 항목을 정해놓고, 이 중에 속하지 않는 모든 행위를 불법으로 간주하는 방식이다. 아래 법문을 살펴보자.

**개정 전 의료법**

**과대광고의 금지(의료법 제56조2항)**
**의료광고의 범위 등(의료법 시행규칙 제33조)**

의료법인, 의료기관 및 의료인이 행할 수 있는 의료광고의 범위는 다음과 같다.

1. 진료담당 의료인의 성명, 성별 및 그 면허의 종류
2. 전문과목 및 진료과목
3. 의료기관의 명칭 및 그 소재지와 전화번호
4. 진료일, 진료시간
5. 응급진료 안내에 관한 사항이며, 광고는 신문, 잡지 등 정기간행물과 전화번호부에 한하여 할 수 있다. 다만, 일간신문에 의한 광고는 월 1회를 초과할 수 없으나 의료기관이 새로 개설하거나 휴업, 폐업, 재개업 또는 이전한 때에는 일간신문에 그 사실을 2회에 한하여 광고할 수 있다.

위의 표에서 알 수 있듯 과거 의료광고에 관한 법률은 허용되는 몇 가지 사항을 규정해 놓고 나머지를 모두 부정하고 있다. 이전 법에 따르자면 정기간행물과 전화번호부에만 광고가 허용되었으며 그나마 의사의 이름이나 진료과목, 전화번호 등 간단한 병원정보만 겨우 실을 수 있었다.

하지만, 전국민 의료보험 달성 이후 개원 러시로 의료기관간 경쟁이 치열해지자 법령을 무시한 채 수많은 광고전단이 거리에 뿌려졌고, 곳곳에 클리닉과 기기도입을 알리는 현수막이 내걸렸다.

제도권의 감시와 각종 고발이 이어졌지만 범칙금보다 광고효익이 더 컸기에 온 오프라인을 넘나드는 각양각색의 광고로 홍수를 이루었다.

규제를 완화해 달라는 목소리가 점점 높아졌고 '국민의 알권리'와 '표현의 자유'라는 천군만마를 얻으면서 2007년 4월 광고규제가 포지티브에서 네거티브로 전환된다.

상황이 이렇다 보니 규제를 완화해 달라는 목소리가 점점 높아졌고 '국민의 알권리'와 '표현의 자유'라는 천군만마를 얻으면서 2007년 4월 광고규제가 포지티브에서 네거티브로 전환된다.

네거티브방식이란 포지티브와 반대로 몇 개의 항목을 제외한 나머지 의료광고는 모두 허용하는 것을 말한다. 아래 표를 통해 어떻게 바뀌었는지 살펴보자.

## 개정 의료법

### 제56조(의료광고의 금지 등)

**2항**

의료법인, 의료기관 또는 의료인은 다음 각 호의 어느 하나에 해당하는 의료광고를 하지 못한다.

1. 제53조에 따른 평가를 받지 아니한 신의료기술에 관한 광고
2. 치료효과를 보장하는 등 소비자를 현혹할 우려가 있는 내용의 광고
3. 다른 의료법인, 의료기관 또는 의료인을 비방하는 내용의 광고
5. 수술 장면 등 직접적인 시술행위를 노출하는 내용의 광고
6. 의료인의 기능, 진료 방법과 관련하여 심각한 부작용 등 중요한 정보를 누락하는 광고
7. 객관적으로 인정되지 아니하거나 근거가 없는 내용을 포함하는 광고
8. 신문, 방송, 잡지 등을 이용하여 기사 또는 전문가의 의견형태로 표현되는 광고
9. 제 57조에 따른 심의를 받지 아니하거나 심의받은 내용과 다른 내용의 광고
10. 그 밖에 의료광고의 내용이 국민건강에 중대한 위해를 발생하게 하거나 발생하게 할 우려가 있는 것으로서 대통령령으로 정하는 내용의 광고

**3항**

의료법인, 의료기관 또는 의료인은 거짓이나 과장된 내용의 의료광고를 하지 못한다.

**4항**

의료광고는 다음 각 호의 방법으로는 하지 못한다.

1. '방송법' 제2조제1호의 방송
2. 그 밖에 국민의 보건과 건전한 의료경쟁의 질서를 유지하기 위하여 제한할 필요가 있는 경우로서 대통령령으로 정하는 방법

**5항**

제1항이나 제2항에 따라 금지되는 의료광고의 구체적인 기준 등 의료광고에 관하여 필요한 사항은 대통령령으로 정한다.

네거티브를 쉽게 말하자면 '이거 빼고 무조건 안 돼!'에서 '이것만 피해가면 다 돼!'로 바뀌게 된 것이다. 광고에 목말라 있는 의료기관입장에선 일단은 환영하고 볼일이다. 하지만, 복병이 숨어 있었으니 다름 아닌 '사전심의제도'다. 네거티브 도입 이후 우후죽순 늘어날 법망 피해가기 식 광고를 차단하기 위해서 광고를 사전심의 하겠다는 내용이 추가되었다.

| 개정 2008. 2. 29 |
|---|
| **제57조(광고의 심의)**<br><br>**1항**<br>의료법인, 의료기관, 의료인이 의료광고를 하려면 미리 광고의 내용과 방법 등에 관하여 보건복지가족부장관의 심의를 받아야 한다.<br><br>**2항**<br>제1항에 따른 심의를 받으려는 자는 보건복지가족부령으로 정하는 수수료를 내야 한다.<br><br>**3항**<br>보건복지가족부장관은 제1항에 따른 심의에 관한 업무를 제28조에 따라 설립된 단체에 위탁할 수 있다. |

1항을 보면 모든 의료기관은 보건복지가족부장관의 심의를 받아야 한다. 하지만, 5만개의 병 의원이 쏟아내는 광고를 보건복지가족부가 홀로 일일이 심의하기란 사실상 불가능하다. 그래서 2항에서 제시한 것처럼 수수료를 받아 3항에서 지정한 단체에 위탁하고 있다. 3항에 말하는 심의단체란 대한의사협회, 대한치과의사협회, 대한한의사협회 등 의료법이 인정한 전국적인 조직망을 갖춘 중앙회법인을 말한다.

네거티브방식로 바뀌면서 병원을 홍보할 수 있는 방법이 늘어났지만, 5~10만원에 준하는 심의 비의 부담, 복잡하고 까다로운 심의절차와 긴 심의기간, 세금계산서를 발급하지 않는 등 문제점이 지적되면서 또 다른 혼선이 빚어지고 있다.

정보전달의 측면으로 본다면 광고규제완화는 순기능을 한고 있다고 볼 수 있다. 하지만, 불필요한 의료수요창출과 국민의료비 상승, 의료산업화에 따른 양극화 등 우려의 목소리도 높다.

# 나의 병명을 절대 남들에게 알리지 말라

**상황 1**

"혹시, 며칠 전에 김태희라는 사람이 이 병원에서 진료 받은 적이 있나요?"

어느 날 병원에 한 남성이 찾아와 여자 친구가 무슨 병 때문에 여기서 치료를 받고 갔는지 문의를 하고 있다.

"무슨 일 때문에 그러시는 데요?"

담당 간호사가 애처로운 눈빛으로 물었다.

"며칠 전 느닷없이 헤어지자고 그러더라고요. 제가 생각하기엔 그럴만한 이유가 전혀 없거든요. 무슨 죽을 병에 걸렸다면 모를까? 그런데 여자 친구의 소지품 중에 이 병원에서 발급한 진료영수증이 나와서요. 제 여자 친구 혹시 백혈병인가요?"

"이런! 딱하기도 해라. 잠시만 기다리세요. 제가 금방 알아봐 드릴게요. (잠시 후) 다행히 죽을 병은 아니네요. 이 병이 헤어지는 이유가 되는지 모르겠습니다만……. 치질입니다."

두 사람의 대화에서 잘 못된 점을 찾아보자. 먼저 남자의 경우 자신의 과오는 고려하지 않고 죽음만이 갈라놓을 수 있는 사랑이었노라는 착각을 지적할 수 있겠고, 간호사의 경우 의료법 제21조(기록열람 등)와 19조에 해당하는 비밀누설금지 조항을 어기고 있다. 벌칙으로 남자는 홀로 남겨지는 고통이 뒤따르겠고, 담당 간호사는 김태희씨가 고소할 경우 1년 이하의 징역 또는 1천만 원 이하의 벌금에 처해질 수 있다.

의료법 21조(기록열람 등)를 살펴보면 '의료인이나 의료기관 종사자는 이 법이나 다른 법령에 따로 규정된 경우 외에는 환자에 관한 기록을 열람하게 하거나 그 사본을 내주는 등 내용을 확인할 수 있게 하여서는 아니 된다.'라며 의무기록에 대한 보안을 강조하고 있다. 법정요구나 자동차손해배상보장법과 같은 다른 법에 의거해 기록열람이 가능한 경우를 제외하고 환자, 환자의 배우자, 환자의 직계존비속 또는 배우자의 직계존속 또는 지정 대리인을 제외한 모든 이들은 환자의 기록을 임의로 열람할 수 없다.

이야기 하나를 더 들어보자.

**상황 2**

"9년 전에 제가 이 병원에서 수술을 받은 적이 있었는데요, 몇 칠 뒤 군대 신체검사 받을 때 필요해서요. 지금 사본을 얻을 수 있을까요?"

"어쩌죠? 찾아봤는데 고객님 진료기록부가 없네요. 인명부엔 확인이 되는데, 이게 어디에 있더라……. 실례지만 일주일 뒤에 한 번 더 와주실 수 있겠어요? 그때까진 꼭 찾아 놓을게요."

"이보세요! 4일 뒤가 신검인데 그때까지 못 기다려요. 지금 좀 찾아주시면 안될까요?"

"제가 일주일 뒤에 찾아준다고 했잖아요. 9년 전에 왔다간 걸 지금 당장 어떻게 찾아냅니까?"

대화내용을 정리해 보면 과거 진료를 받았던 사람이 어느날 느닷없이 찾아와 9년이나 지난 기록을 요구하고 있다. 하지만 병원 입장에선 당장 확인해 주기 힘든 상황이고. 이 경우 누구의 잘못일까? 연락도 없이 몇 년 만에 찾아와 다짜고짜 사본을 요구하는 고객의 잘못일까? 의료법은 "환자에 관한 기록의 열람이나 사본 교부 등 그 내용 확인을 요구하는 경우에는 환자의 치료를 위하여 불가피한 경우가 아니면 확인할 수 있게 하여야 한다."라고 명시하고 있다. 또한 진료기록 사본 발급 지침에 따르면 '의료인 또는 의료기관 종사자는 즉시(당일) 처리를 원칙으로 하되, 부득이한 사유가 없는 한 최대 3일을 초과하지 않도록 해야 한다.'라고 명시하고 있다. 이 지침에 따르면 고객은 신체검사 전에 진료기록부 사본을 얻을 수 있어야 하며, 진료기록부 보존기간이 10년 이므로 9년 만에 찾아온 고객일지라도 병원은 진료기록부 사본을 내줄 의무가 있다.

**의무기록 보유 기간**

| | |
|---|---|
| 환자의 명부 5년 | 방사선사진 및 그 소견서 5년 |
| 진료기록부 10년 | 간호기록부 5년 |
| 처방전 2년 | 조산기록부 5년 |
| 수술기록 10년 | 진단서 등 부본 3년 |
| 검사소견 기록 5년 | |

## ❒ 참고문헌

계도원(2006), CEO와 함께 읽는 고객만족 마케팅, 좋은책만들기

고종관(2000), 고종관 기자의 클릭 병원 마케팅, 한국의료컨설팅

김기철, 송애랑(2008), 고객만족경영 의료서비스 이론과 실무, 아카데미아

박인출(2002), 병원을 경영하라, 몸과 마음.

박종선 외(2008), 의료서비스 매너저를 위한 Guide book 병원코디네이터, 현문사

병원코디네이터연구회(2005), 병원코디네이터의 이해, 현문사

유승흠(2006), 의료대화기법 교육, 한국의학원

이정균(1999), 병원도 마케팅 전략의 시대다, 한양대학교 출판부

임해경, 김정아(2003), 병원서비스 코디네이터 길라잡이, 새로운 사람들

정병을 외(2006), 의료서비스 커뮤니케이션, 보문각

“

**병원코디네이터 전도사**
**이욱헌 원장이 전하는**
**초보자를 위한 병원서비스 매뉴얼**

”

교육자로서 때로는 컨설턴트로서 10년 가까이 의료시장을 누비며 하나씩 직접 채집하며 모은 알토란 같은 병원서비스 팁을 공개한다.

병원관계자가 아니어도 편하게 읽을 수 있도록 사례중심으로 짜여진 구성과 현장강의 못지않은 구수하고 재치있는 입담. 준비가 되었다면, 지금부터 고객서비스의 바다에 풍덩 빠져 보자.

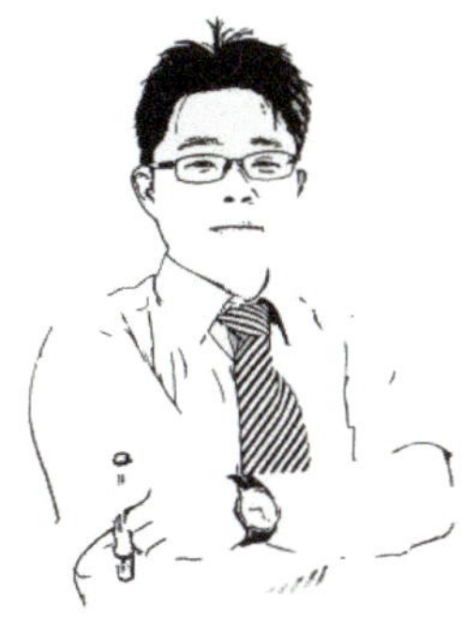


**이 욱 헌**

HM&C병원코디네이터학원 원장
의료서비스 전문강사
대한병원코디네이터협회 이사



**병원코디네이터가 병원을 치료한다** 값 16,000원

2009년 11월 7일 1판1쇄 발행
2022년 1월 10일 1판4쇄 발행

저 자 : 이 욱 헌
발 행 인 : 주 영 일
발 행 처 : 계 축 문 화 사

서울특별시 종로구 통일로12길 16-17
우편번호 03029
TEL : 735-2257 · 738-9746
FAX : 723-9025
E-mail : gyechuk@hanmail.net
홈페이지 : http://gyechuk.co.kr
1973. 10. 31 등록번호 제300-1973-8호
ISBN 978-89-5629-185-7 93510